Ética médica

Ética médica
Una breve introducción
Michael Dunn y Tony Hope

Traducción de Dulcinea Otero-Piñeiro

Segunda edición

Antoni Bosch editor, S.A.U.
Manacor, 3
08023 Barcelona
Tel. (+34) 932 060 730
info@antonibosch.com
www.antonibosch.com

Medical Ethics. A Very Short Introduction was originally published in English in 2018 (first published 1980). This translation is published by arrangement with Oxford University Press. Antoni Bosch editor is solely responsible for this translation from the original work and Oxford University Press shall have no liability for any errors, omissions or inaccuracies or ambiguities in such translation or for any losses caused by reliance thereon.

Medical Ethics. A Very Short Introduction fue originalmente publicada en 2018 por Oxford University Press (primera edición 1980). Esta traducción ha sido publicada de acuerdo con Oxford University Press. Antoni Bosch editor es el único responsable de esta traducción de la obra original, y Oxford University Press no tiene ninguna responsabilidad en caso de errores, omisiones o ambigüedad en los términos de la traducción.

ISBN: 978-84-122443-9-7
Depósito legal: B. 20101-2021

Diseño de cubierta: Compañía
Maquetación: JesMart
Corrección de pruebas: Olga Mairal
Impresión: Prodigitalk

Este libro está dedicado a nuestros padres, Karen y Graham Dunn, y Marion y Ronald Hope, quienes nos infundieron el amor que sentimos por la lectura y el razonamiento

Índice

Agradecimientos

TH quisiera manifestar su agradecimiento a:

MTV Hart y la Royal Shakespeare Company, quienes me iniciaron en la filosofía.

Jonathan Glover, cuyos tutoriales sobre filosofía se cuentan entre las experiencias intelectuales más inspiradoras de mi vida.

Mike Gaze, quien dirigió mi tesis doctoral y de quien aprendí que la ciencia experimental y las ideas teóricas se complementan y generan tensión creativa.

Rosamond Rhodes y sus compañeros del Mount Sinai Medical School de Nueva York, cuyo congreso anual supuso para mí un foro esencial, y resultó muy propicio para madurar varias de las ideas de este libro.

Arthur Kuflik, cuyos comentarios críticos, a todos los niveles, sobre el borrador de la primera edición de esta obra aportaron numerosas mejoras.

Mi mujer, Sally, mis hijas Katy y Beth, y mi yerno John Coull, por su apoyo, conversaciones e inspiración.

Ambos agradecemos los valiosos consejos sobre aspectos diversos de esta edición que hemos recibido de Tom Douglas, Josie Fielding, Helen Firth y Mike Parker.

Para ambos fueron especialmente estimulantes las conversaciones y debates mantenidos con numerosos compañeros de trabajo y amistades, entre ellos: Nancy Berlinger, Jacqueline Chin, Isabel Clare, Nina Dunn, Kyle Edwards, Michael Gusmano, Tony Holland, Jonathan Ives, Camillia Kong, Gulamabbas Lakha, John McMillan, Leah Rand, Julian Savulescu, Mark Sheehan, Anne-Marie Slowther; Anne Stewart; Jacinta Tan; Mimi Zou, y otros miembros del Centro Ethox y del Centro Uehiro.

Quisiéramos dar las gracias a todas las personas de Oxford University Press que han contribuido a hacer posible este libro y que nos brindaron apoyo y asesoramiento, así como a la persona desconocida que trabajó en su revisión.

Por último, nos gustaría manifestar nuestro agradecimiento al personal del Oxford Wine Café de Jericho, Oxford, por facilitarnos el espacio y las bebidas que nos permitieron mantener las numerosas conversaciones necesarias para escribir este libro.

Relación de ilustraciones

1
¿Por qué es apasionante la ética médica?

La ética médica atrae a muchas naturalezas: a las pensadoras y a las más pragmáticas, a quien filosofa y a la gente de acción. Aborda algunos de los grandes interrogantes morales: aliviar el trance de la muerte y la moralidad de matar, por ejemplo. Nos adentra en el terreno de la política. ¿Cómo deben repartirse los recursos sanitarios, necesariamente limitados, y qué procesos deben seguirse para decidirlo? Toca temas jurídicos. ¿Debe considerarse siempre un delito la práctica médica de la eutanasia? ¿En qué casos se puede tratar a un enfermo mental en contra de su voluntad? Y nos conduce hasta el gran problema global de qué relaciones son las adecuadas entre países ricos y países pobres.

La ciencia médica moderna genera nuevas opciones morales y cuestiona las ideas tradicionales que tenemos de nosotros mismos. La clonación ha inspirado muchas películas y suscitado gran preocupación. Ahora podemos obtener información detallada sobre la composición genética de una persona y los riesgos médicos que tiene asociados con una simple muestra de saliva y la activación de una pantalla. La posibilidad de modificar el ADN de un organismo ya es una realidad. Las tecnologías reproductivas plantean la cuestión aparentemente abstracta de cómo debemos reflexionar sobre los derechos e intereses de quienes todavía no han nacido –y tal vez nunca lleguen a existir–. Estas cuestiones trascienden el ámbito de la medicina y nos obligan a considerar qué responsabilidades tenemos con el futuro de la humanidad.

La ética médica abarca desde lo metafísico hasta lo más pragmático y mundano. No solo se ocupa de cuestiones muy trascendentes, sino también de las prácticas médicas más cotidianas. Los profesionales de la medicina se ven implicados en la existencia de las personas, y la vida ordinaria está llena de tensiones éticas. Si una anciana con cierto grado de demencia sufre una enfermedad grave que hace temer por su vida, ¿hay que tratarla en el hospital, donde dispondrá de todos los medicamentos y tecnologías existentes, o hay que dejarla en la comodidad de su hogar? La familia no logra ponerse de acuerdo. No hay nada en este caso para llenar un titular de prensa; pero, tal como sabían los «viejos maestros» de Auden, lo ordinario es lo que importa a la mayoría de las personas la mayor parte del tiempo. Para ahondar en la ética médica debemos estar dispuestos a lidiar con la teoría, dejando espacio a la especulación y el empleo de la imaginación. Pero también debemos ser prácticos: ser capaces de adoptar un enfoque razonable, realista, sensible a la manera de vivir de cada cual.

Durante la formación para ejercer la práctica médica y sanitaria se insiste mucho en la importancia de utilizar correctamente los datos científicos para la toma de decisiones clínicas. La ética médica apoya este aspecto formativo, pero reconoce que los valores también son una parte crucial de las decisiones sanitarias. De la misma manera que los aspectos científicos y técnicos de la medicina deben valorarse y explicarse de acuerdo con los datos, también deben articularse y defenderse los supuestos, los valores y los argumentos éticos.

El filósofo e historiador de las ideas Isaiah Berlin comienza un ensayo sobre Tolstói con las siguientes palabras: «Entre los fragmentos del poeta griego Arquíloco hay un verso que dice: "El zorro sabe muchas cosas, pero el erizo sabe una sola y excelsa"». Berlin prosigue con el planteamiento de que, en un sentido figurado, esta distinción entre el zorro y el erizo puede marcar «una de las grandes diferencias que separan a los escritores de los pensadores y, tal vez, de los seres humanos en general».

El erizo representa a aquellas personas que lo relacionan todo con una sola idea fundamental:

> un sistema más o menos coherente o articulado que les sirve para comprender, pensar y sentir; un principio organizador único y universal que da sentido a todo lo que dicen y son.

El zorro representa

> a aquellas personas que persiguen muchos fines, a menudo inconexos y hasta contradictorios, que, si acaso, mantienen alguna relación *de facto* […], [personas] con vidas, actuaciones e ideas centrífugas en lugar de centrípetas […] que aprovechan la esencia de una vasta variedad de experiencias […] sin […] ninguna pretensión de integrarlas en […] una concepción interior unitaria e inalterable.

Berlin pone como ejemplos de erizo a Dante, Platón, Dostoievski, Hegel o Proust, entre otros. Y considera ejemplos de zorro a Shakespeare, Heródoto, Aristóteles, Montaigne y Joyce. Berlin continúa diciendo que Tolstói tenía naturaleza de zorro, pero creía ser erizo.

En nuestro caso, los dos autores de este libro somos zorros, o al menos aspiramos a ello. Admiramos el rigor intelectual de quienes intentan adquirir una visión unitaria, pero preferimos las concepciones variadas, contradictorias y en ocasiones caóticas de los zorros de Berlin. En este libro no pretendemos abordar los diversos problemas que se plantean desde una teoría moral única. Tampoco asignamos un lugar privilegiado a ningún punto de vista en particular: profesionales de la medicina, de la enfermería, de la fisioterapia, trabajadores sociales, investigadores, pacientes o familiares. Aunque este libro se titula *Ética médica*, abarca todos los aspectos del tratamiento, la gestión y la investigación de las dolencias y enfermedades, actividades en las que interviene un amplio abanico de profesionales sanitarios y asistenciales que trabajan conjuntamente. Asimismo, la obra aspira a poner de relieve cuestiones éticas que no son explícitamente médicas, ya que surgen de quienes reciben algún cuidado en todo tipo de entornos, como hospitales, consultorios, residencias de ancianos y, de hecho, el propio hogar de los pacientes.

En cada capítulo abordamos un problema ético específico, exponemos distintas posturas y, en ocasiones, nos mostramos a favor de una conclusión ética concreta. Para ello empleamos los métodos de argumentación que consideramos más relevantes para avanzar en la resolución de las complejas decisiones éticas que debemos tomar como profesionales sanitarios y como sociedad.

Sobre la singularidad de la ética médica

La importancia de la argumentación es lo que permite diferenciar en cierto modo la singularidad de la ética médica de otras disciplinas afines, como el derecho médico, el activismo político y las ciencias sociales relacionadas con la medicina.

La argumentación es crucial en el derecho médico y en la ética médica. Pero los fundamentos de la argumentación y la relevancia de las conclusiones varían. En el caso del derecho, las bases argumentativas las constituyen los principios establecidos en las leyes, o aquellos que están implícitos o explícitos en sentencias judiciales previas. En el caso de la ética, sin embargo, los principios no están estipulados de antemano; de hecho, gran parte de la argumentación en ética médica podría versar sobre cuáles son los principios éticos correctos relevantes en cada situación y por qué. De nuevo, aunque los argumentos en ambas disciplinas guardarán relación con cómo aplicar los principios a situaciones específicas, el derecho verá limitada esa aplicación a situaciones similares tratadas en juicios legales anteriores. La ética, sin embargo, nunca está limitada, aunque pueda guiarse por aplicaciones previas. Siempre aparece alguna voz escéptica, a veces clamorosa y a veces susurrada, que dice: puede que antes lo viéramos así, pero ¿era una buena decisión? En las sociedades democráticas, las leyes se deciden en los parlamentos (u otros órganos legislativos similares) y a través de sentencias judiciales. Tanto los parlamentos como los tribunales desean, sin duda, adoptar las decisiones correctas desde un punto de vista ético. De modo que la ética es primordial: el derecho médico debe basarse en lo éticamente correcto, pero la ética no debe basarse en la legalidad. Esto se ha revelado especialmente manifiesto en el derecho médico. Muchas de las leyes y de las decisiones judiciales relevantes para la práctica médica se han basado en análisis éticos previos. El gran filósofo griego Sócrates cuestionó a la elite social de su tiempo exigiéndole que justificara con argumentos sus decisiones y convicciones. Se vio a sí mismo como un moscardón que incomodaba al *statu quo* cuestionando lo establecido para mejorar la base moral de la sociedad. La ética médica puede, y debe, ser como un moscardón para el derecho médico. Siempre cabe la pregunta: ¿es la ley (éticamente) correcta? Y si no lo es, ya hay una buena razón para cambiarla.

Pero la ética médica es primordial también en otro aspecto. No solo se ocupa de dilucidar si una ley es correcta, sino que también se encarga de esclarecer si una situación médica debe regirse o regularse a través de la legislación y de qué manera. En ocasiones, las consideraciones éticas conducen a la conclusión de que determinadas decisiones deben regirse por el juicio profesional de cada facultativo o la regulación de los órganos profesionales, pero no por la ley de un país.

El papel de la legislación también difiere mucho del de la ética. La sociedad hace valer las leyes, tanto entre profesionales de la salud como en el resto de la ciudadanía, mediante castigos o recompensas. En general, la sociedad demanda que los profesionales de la salud cumplan la ley. Pero los profesionales de la sanidad se enfrentan siempre a un dilema ético: ¿deben acatar la ley en cada situación particular? En la mayoría de los casos la respuesta será afirmativa. Incluso cuando un individuo considera una ley éticamente incorrecta, existe un imperativo ético que nos anima a respetar, como individuos, las leyes de la sociedad, sobre todo en una democracia. Pero hay numerosos ejemplos de individuos y colectivos que, desde nuestro punto de vista actual, hicieron bien al desobedecer leyes injustas y que contribuyeron con ello a mejorar la sociedad. Los tribunales emiten juicios legales, pero al final cada uno de nosotros debe adoptar sus propios juicios éticos. En este sentido, la ética es un asunto individual.

La ética médica también se puede politizar para ponerla al servicio de objetivos políticos particulares. De este modo, cabría hablar de «ética médica conservadora» y de «ética médica liberal». Nosotros consideramos que esta politización podría minar la finalidad misma de la ética médica. Nos parece un error que ciertos valores no se consideren cuestionables debido a una afiliación política particular o porque ocupen un lugar dominante dentro del discurso político contemporáneo. Corremos el riesgo de condicionar los términos del debate y de impedir la consideración adecuada de todas las razones que deberían tener peso en cada contexto específico.

Desde hace muchos siglos, la ética se ha mantenido firme dentro de la disciplina de la filosofía. Puesto que la ética médica es una subdivisión de la ética, sería razonable suponer que en última instancia también es una rama de la filosofía. Así la contemplaron muchos de los pioneros de la ética médica. Sin embargo, numerosos profesionales de la medicina y de la salud se han resistido a lo que podría denominarse la preponderancia de la filosofía. Los filósofos pueden tomar como punto de partida un caso médico o una situación médica concreta, efectuar un análisis filosófico y llegar a una conclusión sobre lo que debe hacerse desde un punto de vista ético. Pero muchas de esas respuestas frustrarán a quienes se dedican a la práctica sanitaria: el análisis filosófico no tiene en cuenta la complejidad de las circunstancias en cada caso y, en consecuencia, conduce a conclusiones demasiado simplistas y éticamente erróneas. Este interés por los detalles de cada situación, por los hechos empíricos, ha suscitado en las últimas décadas un estudio más sistemático de las cuestiones empíricas relevantes para la ética médica, lo que algunos han denominado el «giro empírico» dentro de la ética médica. Las ciencias sociales entran en escena.

Los estudios en sociología y antropología médica han enriquecido enormemente la disciplina de la ética médica. A menudo, la investigación y el análisis han dado relevancia a las experiencias vividas por los pacientes, en especial por las personas o grupos desamparados o marginados, con el fin de resolver las injusticias a las que se enfrentan estos individuos. Dicha investigación revela en ocasiones que si un análisis ético concluye, por ejemplo, que en una situación específica la cuestión ética clave es que los médicos deben obtener el «consentimiento informado» del paciente, no siempre aborda por completo la cuestión ética más relevante en ese caso concreto. Por ejemplo, la investigación podría llevar a pensar que el paciente no es libre de tomar sus propias decisiones en un contexto concreto. O que, por una serie de razones, el paciente no tiene capacidad para hacer nada más que seguir los consejos médicos. O que la cuestión ética central es que la mayoría de la población que necesita atención médica no se acerca nunca a un profesional sanitario. Las experiencias, tanto de las personas que podrían beneficiarse de la asistencia sanitaria como de los profesionales de la salud, así como los contextos sociales, culturales y políticos en que se desarrolla la asistencia médica, suelen ser cruciales para cualquier análisis ético que pretenda dar información relevante para la práctica médica. Las ciencias sociales son cruciales para garantizar que los análisis éticos tienen debidamente en cuenta todos los datos relevantes para la práctica real. Pero los hechos por sí solos no pueden tener la última palabra. Las incertidumbres sobre lo que debe hacerse en una situación o contexto específicos no se resuelven tan solo teniendo todos los datos. El estudio de lo que debe hacerse y la justificación de la solución adoptada implican en última instancia, en nuestra opinión, un análisis filosófico y una argumentación coherente.

Algunos especialistas en ciencias sociales sostienen que cualquier análisis y argumentación de este tipo se basan siempre en un contexto cultural e histórico determinados, y que los propios principios éticos dependen de esos contextos. Desde este punto de vista, un europeo podría tener problemas para, por ejemplo, juzgar el comportamiento del médico estadounidense que participa en la ejecución de la pena capital, o el del médico somalí que practica la ablación a una niña a petición de sus padres. Aunque esta concepción no invalida la argumentación ética, podría socavar la idea de que existe una postura ética que está por encima de cualquier cultura específica.

Nosotros nos resistimos a aceptar esta concepción. Creemos que puede ser apropiado criticar prácticas sanitarias ampliamente aceptadas dentro de una cultura que no sea la nuestra. Por ejemplo, cabría identificar valores generales que aporten razones para considerar un error que un médico participe en la aplicación de la pena de muerte o en la mutilación genital femenina: un valor por encima del contexto en cuestión y capaz de motivar una intervención pertinente para cambiar el comportamiento de quienes actúan de esta manera.

Sobre las aportaciones de la ética médica

La ética médica tiene numerosas utilidades, y nuestra intención es ilustrarlas a lo largo de los nueve capítulos que vienen a continuación. En primer lugar, puede esclarecer puntos de vista conflictivos sobre cuál es la actuación correcta. A veces surgen dudas sobre qué debe decirle un médico a un paciente antes de solicitar su permiso para llevar a cabo un procedimiento médico específico. La ética médica analizará qué clase de información conviene dar al paciente y permite concluir qué debe saber el paciente en cada situación concreta.

En segundo lugar, la ética médica también puede ser un moscardón, al igual que Sócrates: se mantiene al margen, analiza la situación e insta a quienes se encuentran en ella a actuar de otro modo. En estos casos, la ética médica ha criticado la práctica y el pensamiento convencional, y los ha encontrado insuficientes.

En tercer lugar, la ética médica es capaz de identificar lagunas en el conocimiento actual y de señalar los tipos de investigación necesarios para respaldar una buena práctica médica. El análisis ético permite, por ejemplo, identificar lagunas en la comprensión de lo que está sucediendo en una situación médica (algo crucial para tomar una decisión éticamente correcta) llamando la atención sobre la necesidad de tener más datos empíricos para resolver la cuestión de cómo hay que actuar en ese caso particular.

En cuarto lugar, la ética médica puede servir de muleta: una especie de apoyo práctico para quienes deben tomar decisiones difíciles: profesionales sanitarios y, en ocasiones, los propios pacientes y sus familias. Por muy experimentado que sea un profesional médico o cualquier otro profesional sanitario, siempre surgen cuestiones éticas muy problemáticas y que pueden generar emociones complejas. La disciplina de la ética médica puede servir de apoyo y guía para esclarecer los pasos a seguir para llegar a una decisión. Esta disciplina entraña: ver cómo surge un problema ético en la práctica, la recopilación meticulosa de información sobre hechos y valores relacionados con ese problema que son relevantes para todas las personas implicadas, utilizar esos hechos y valores para esclarecer el hilo argumentativo y, mediante un proceso de razonamiento a través de las distintas opciones, llegar a una decisión sobre cómo actuar.

En este libro analizamos estas aportaciones en diferentes ámbitos: genética, técnicas modernas de reproducción, distribución de recursos, salud mental, investigación médica, etcétera. Al final del libro planteamos otras cuestiones y ofrecemos lecturas adicionales sobre cada uno de estos temas. A lo largo de los capítulos, ilustraremos las diferentes formas de poner en práctica la ética médica. El enfoque común a todos los capítulos es la importancia capital del razonamiento y la argumentación. Consideramos que la ética médica es en esencia una disciplina racional: es decir, consiste en aportar razones para defender los puntos de vista adoptados y en estar dispuestos a cambiar nuestro punto de vista a partir de argumentos y datos. De ahí que el capítulo 3 sea una reflexión sobre las diversas herramientas que existen para la argumentación racional: la capacidad para razonar bien no es exclusiva de filósofos bien entrenados. Todos podemos perfeccionar nuestra capacidad para razonar y recurrir a herramientas que nos ayuden a mejorar la calidad de nuestros argumentos éticos.

Aunque creemos en la importancia capital de las razones y los hechos, incluso aquí la voz del zorro que llevamos dentro lanza una llamada de alerta. Pensar con claridad y unos niveles elevados de racionalidad no bastan. Debemos entrenar los corazones, además de las mentes. La coherencia y el celo moral pueden conducir a malas actuaciones y a decisiones erróneas si se persiguen sin la sensibilidad adecuada y sin el conocimiento adecuado del contexto en el que se toman esas decisiones. La novelista Zadie Smith ha escrito: «No hay mayor delito en la novela cómica inglesa que pensar que se tiene razón. La lección de la novela cómica es que nuestros celos morales nos vuelven inflexibles, unidimensionales, planos». Esta es una lección que debemos aplicar a cualquier disciplina práctica que implique discutir sobre valores, incluida la ética médica.

No hay mejor manera de empezar nuestro recorrido por la ética médica que por el final, por el espinoso tema de la eutanasia.

2
Muerte asistida: ¿buenas prácticas o asesinato?

La práctica de la eutanasia –matar a un paciente por su bien– va en contra de uno de los preceptos morales más antiguos y respetados: «No matarás». Pero hay circunstancias en que la eutanasia es una obligación moral de acuerdo con los dos principios que más se tienen en cuenta para la buena praxis médica: respetar la autonomía del paciente y promover lo mejor para el paciente.

La eutanasia es una variedad de lo que suele denominarse muerte asistida. Otras opciones son el suicidio asistido y la no administración o la retirada de un tratamiento médico que prolongue la vida. Las leyes sobre la eutanasia varían en cada país. En Países Bajos y Bélgica la eutanasia se puede realizar en determinadas condiciones bajo el amparo de la ley. En Suiza, y en un pequeño número de estados de Estados Unidos, el suicidio asistido por un médico, un *primo* de la eutanasia, es legal también si se dan ciertas condiciones. En los últimos cien años, el parlamento de Reino Unido ha estudiado detenidamente la legalización de la muerte digna o suicidio asistido, y en todas las ocasiones ha rechazado esta posibilidad. Las asociaciones creadas en todo el mundo para fomentar la eutanasia voluntaria atraen a gran cantidad de personas interesadas.

En este capítulo daremos argumentos a favor de que la ley permita a los profesionales sanitarios ayudar a morir a los pacientes en determinadas circunstancias. Y esto nos servirá para ilustrar un método de razonamiento común y poderoso: rebatir contraargumentos.

Para ello comenzamos sentando las bases de nuestro enfoque utilizando cuatro de las denominadas herramientas de razonamiento ético. En el capítulo 3 veremos otras de estas herramientas.

Empleo de la lógica

Hay un argumento habitual pero no válido que se suele esgrimir en contra de la muerte asistida y que consiste en equipararla con el nazismo. Esto sucede cuando la persona contraria a esta práctica nos dice: «Piensas igual que los nazis». No hay ninguna necesidad de que la siguiente conclusión retórica sea: «y, por tanto, tus ideas son absolutamente inmorales».

Para sopesar un argumento puede resultar útil sintetizarlo a modo de estructura lógica: con las premisas que lo conforman y la supuesta conclusión que se deriva de ellas de manera lógica. Esta configuración en particular recibe el nombre de silogismo. Cuando se presenta como un silogismo, el argumento nazi tiene el siguiente aspecto:

Premisa 1: Muchas de las opiniones de los nazis son totalmente inmorales.

Premisa 2: Tu opinión (defensa de la muerte asistida en algunas circunstancias) es una de las ideas de los nazis.

Conclusión: Tu forma de pensar es totalmente inmoral.

Este no es un argumento válido. Solo sería válido si todas las ideas de los nazis fueran inmorales.

Por tanto, habría que reemplazar la premisa 1 por la premisa 1*, de la siguiente manera:

Premisa 1*: Todas las ideas de los nazis son absolutamente inmorales.

En este caso tenemos un argumento válido desde un punto de vista lógico, pero para valorar si el razonamiento es correcto debemos valorar si es correcta la premisa 1*.

Hay dos interpretaciones posibles de la premisa 1*. Una interpretación es una versión del clásico argumento falso conocido como argumento *ad hominem* (o falacia del deshonor por asociación). Warburton describe esta falacia como la afirmación de que una determinada opinión es verdadera o falsa no por las razones existentes a favor o en contra de esa opinión, sino porque una persona concreta (o un grupo de personas) defiende esa opinión. Pero la gente mala puede tener opiniones buenas, y la gente buena puede tener opiniones malas. Es muy posible que un nazi de alto rango fuera vegetariano por razones éticas. Pero este hecho (si es que es un hecho) es irrelevante para dilucidar si hay o no motivos morales para defender el vegetarianismo. Lo importante son los argumentos a favor y en contra de cada opinión particular, no la persona que la sostiene. El conocido vegetarianismo de Hitler, por cierto, respondía a motivos de salud, no éticos (véase Spencer, 1996).

La otra interpretación, más prometedora, de la premisa 1* es que todas las ideas catalogadas como «propias de nazis» son inmorales. Las ideas nazis a las que se alude en este caso constituyen un conjunto de opiniones relacionadas, todas ellas inmorales, que surgen del racismo e implican matar a personas en contra de su voluntad y de su propio bien. Por tanto, cuando se dice que la muerte asistida es una idea nazi, lo que se pretende afirmar es que es una de esas ideas nazis centrales e inmorales que caracterizan la inmoral cosmovisión del nazismo. Sin embargo, el problema de este argumento es que la mayoría de los partidarios de la muerte asistida (como la que se practica en Países Bajos, por ejemplo) no apoya la visión nazi del mundo. Todo lo contrario. Quienes se sitúan a ambos lados del debate sobre la muerte asistida coinciden en que los asesinatos nazis que se llevaron a cabo bajo el disfraz de «eutanasia» fueron sumamente inmorales. El gran interrogante de este debate es si la muerte asistida en determinadas circunstancias específicas es buena o mala, moral o inmoral. La respuesta depende por completo de que esas circunstancias concretas estén bien claras y se precise qué se entiende por eutanasia. Solo entonces se podrán sopesar de forma adecuada los argumentos a favor y en contra de la legalización de la muerte asistida. Lo indispensable para empezar es definir con claridad los términos clave.

Definición de términos

Comencemos con algunas definiciones relevantes para los debates sobre la muerte asistida en el ámbito médico (recuadro 1). El objetivo de estas definiciones es doble: establecer diferencias entre los distintos tipos de muerte asistida, diferencias que pueden tener alguna relevancia ética, y disponer de un vocabulario preciso. Si un término se emplea con un sentido en un punto del razonamiento y con otro sentido en otro punto, es posible que la argumentación parezca válida, pero en realidad no lo será.

Recuadro 1. La muerte asistida: algunos términos y definiciones

Eutanasia (lo que antes se denominaba eutanasia activa y ahora suele llamarse muerte digna)

X interviene para matar intencionadamente a Y, por el bien de Y.

Eutanasia voluntaria
Eutanasia que se practica cuando Y tiene plenas facultades mentales y solicita una intervención de otra persona que dé como resultado la muerte de Y.

Eutanasia no voluntaria
Eutanasia que se practica cuando Y no tiene capacidad para expresar sus preferencias sobre una intervención que conduzca a su fallecimiento, por ejemplo, si Y es un recién nacido con una discapacidad grave.

31

Eutanasia involuntaria

X procede a practicar la eutanasia a Y a pesar de ir en contra de los deseos expresos de Y.

No administración de tratamiento (lo que antes se denominaba eutanasia pasiva)

X deja morir a Y al no suministrarle el tratamiento necesario para alargarle la vida. Esto puede suceder si X considera que esta decisión beneficia a Y, o si Y rechaza el tratamiento teniendo plenas facultades mentales.

Suspensión de tratamiento (lo que solía denominarse eutanasia pasiva a pesar de que implica la retirada activa de un tratamiento médico)

X deja morir a Y al suspender el tratamiento que servía para alargarle la vida. Esto puede ocurrir si X considera que la suspensión del tratamiento beneficia a Y o si Y rechaza la prolongación del tratamiento de manera consciente.

Suicidio

Y acaba con su vida intencionadamente.

Suicidio asistido

X ayuda deliberadamente a Y a acabar con su vida.

Suicidio asistido por un médico

X (un médico) ayuda intencionadamente a Y a acabar con su vida.

Un análisis detenido del recuadro 1 deja claro de inmediato que recurrir al argumento del nazismo pasa por alto algunas diferencias relevantes. Todas las variedades de muerte asistida relevantes para la práctica médica requieren que un médico intervenga pensando en el bien del paciente o que este último renuncie a recibir un tratamiento de manera consciente. Pero, además, hay muchos otros tipos de muerte asistida, y a la hora de sopesar los argumentos es importante ver cómo se utilizan en cada caso. Lo que practicaban los nazis era el asesinato involuntario –no la eutanasia, puesto que esos asesinatos no se realizaron por el bien de las personas afectadas–: no respondían a ninguna de las variedades de muerte asistida que son relevantes para la práctica médica.

Sin embargo, la ética médica no es una disciplina meramente teórica. Tiene una finalidad práctica. Consiste en discernir qué debe hacerse en una serie de circunstancias concretas. El esclarecimiento de los hechos tal y como se dan en un caso particular es igual de importante que aclarar los términos empleados en la argumentación: ¿qué actuación se propone, por qué se propone y qué efectos tendrá?

Esclarecer conceptos

La aplicación de algunos conceptos de la ética médica en determinadas situaciones puede requerir algo más que una definición. Un buen ejemplo lo ofrece el del bien del paciente, un concepto muy utilizado en la legislación y en la atención médica cotidiana e íntimamente relacionado con la idea de beneficiar al paciente que se utiliza en la definición de la eutanasia (véase el recuadro 1).

En el ámbito de la muerte asistida es importante la siguiente pregunta: ¿puede ser la muerte algo beneficioso para el paciente? Nosotros creemos que sí. Los tribunales creen que sí. La mayoría de los profesionales de la medicina, la enfermería y familiares cree que sí. La cuestión se plantea con bastante frecuencia dentro de la asistencia sanitaria. Un paciente con una enfermedad incurable y mortal puede alcanzar un estado que lo conduzca a la muerte en cuestión de uno o dos días, pero también se le podría mantener con vida con un tratamiento activo durante varias semanas más. Esta situación se da, por ejemplo, si el paciente contrae una infección torácica mientras padece una enfermedad mortal subyacente. Los antibióticos podrían tratar este problema agudo, pero no servirán de nada para detener el progreso de la enfermedad subyacente. Todas las personas que atienden al paciente suelen estar de acuerdo en que lo mejor para él es morir ahora en lugar de recibir un tratamiento que le prolongue la vida. Esto se da con mayor probabilidad si el paciente tiene, además, muy mala calidad de vida, por ejemplo, debido a una insuficiencia respiratoria crónica e intratable. Para valorar qué es lo mejor para el paciente hay que prestar mucha atención a la información específica sobre la experiencia actual del paciente.

Sin embargo, no todo el mundo está de acuerdo en que lo mejor para el paciente sea morir. Hay quien sostiene que nunca se sabe qué calidad de vida tiene la persona afectada, sobre todo si no es capaz de comunicarse con eficacia, por ejemplo, debido a un percance cerebrovascular. También cabría argumentar que nunca se puede predecir cómo afectará el tratamiento a la calidad de vida del paciente. Sin embargo, el problema de este escepticismo es que no ayuda a decidir qué hacer: si prolongar la vida con un tratamiento o no. La indecisión nos paraliza.

Otra cuestión es la incertidumbre sobre cómo es estar muerto. Quienes creen en algún tipo de vida después de la muerte necesitarán comparar lo que experimentará el paciente si se le mantiene con vida con la supuesta experiencia que tendrá después de morir. Para quienes creen que no hay ninguna experiencia después de la muerte, la cuestión de si lo mejor para una persona es morir quedaría reducida a la pregunta de si su experiencia probable en caso de seguir con vida sería en general tan mala que estaría mejor sin tener ninguna experiencia. Las situaciones de dolor o angustia intensos hasta morir podrían ser ejemplos de una vida peor que la muerte.

Hay quien defiende que lo mejor para cualquier persona siempre es estar viva en lugar de muerta. Sin embargo, es difícil justificar esta opinión a la luz de algunos casos de sufrimiento.

Aun creyendo que lo mejor para una persona es morir, aun cuando esa persona desee morir, y aun creyendo que lo correcto sería no suministrar o tal vez retirar un tratamiento para prolongarle la vida, podemos seguir pensando que estaría mal matar de forma activa a una persona. Ahondemos en esa cuestión mediante un estudio comparativo de varios casos.

Estudio comparativo de casos

El estudio comparativo de casos consiste en comparar dos (o más) casos que se asemejan en muchos aspectos. Si, por ejemplo, no sabemos qué es lo mejor en una situación concreta, podemos considerar un caso similar en el que tengamos más claro qué sería lo correcto. Mediante la comparación de casos podemos plantearnos dos preguntas: ¿hay diferencias morales relevantes entre esos casos? Y, ¿justifican estas diferencias morales relevantes que los casos se traten de forma diferente? El detalle lógico fundamental es la coherencia: seremos incoherentes si tratamos dos casos similares de forma diferente, a menos que haya una diferencia (moral) relevante entre ellos.

En los debates sobre la muerte asistida es interesante comparar las situaciones médicas que implican la no administración (y quizás la retirada) de un tratamiento para mantener con vida al paciente con aquellas que implican la eutanasia voluntaria (activa), que conduce al fallecimiento del paciente. De este modo, podríamos comparar el caso 1 con el caso 2 de los recuadros 2 y 3.

En el caso 1, la decisión médica de no administrar un tratamiento goza de gran aceptación moral y está amparada por la ley en muchos países, incluida Inglaterra.

Recuadro 2. Caso 1: cáncer de próstata

Un hombre de 92 años con cáncer de próstata y cuya vida podría alargarse varios meses (pero no más) con una operación y quimioterapia, rechaza estos tratamientos y pide únicamente que lo mantengan cómodo y sin dolor. Su médico respeta su renuncia a recibir el tratamiento y el paciente fallece a los pocos días.

Recuadro 3. Caso 2: el caso del doctor Cox

Lillian Boyes era una paciente de 70 años con una artritis reumatoide muy aguda. El dolor parecía intratable con analgésicos y se esperaba que falleciera en cuestión de días o semanas. Ella pidió a su médico, el doctor Cox, que acabara con su vida. El doctor Cox le inyectó una dosis letal de cloruro de potasio.

En el caso 2, que es real y llegó a los tribunales de Inglaterra, el Dr. Cox fue declarado culpable del grave delito de tentativa de homicidio. El juez dijo lo siguiente al dirigirse al jurado:

Hasta la acusación admitió que él [el doctor Cox] [...] actuó motivado por una profunda angustia ante el estado de Lillian Boyes; por el convencimiento de que era imposible que se recuperara y por una gran compasión ante su espantoso sufrimiento. No obstante [...] si le inyectó cloruro de potasio con el principal propósito de matarla o de acelerar su muerte, es culpable del delito que se le imputa [...] ni los deseos expresos de la paciente ni los de su afectuosa y abnegada familia pueden influir en el dictamen.

El Dr. Cox fue declarado culpable.

Este caso dejó bien claro que la eutanasia (activa) es ilegal (y puede considerarse asesinato) en el derecho consuetudinario inglés, incluso cuando se solicita de forma voluntaria. A todo esto, si el doctor Cox fue acusado de intento de asesinato, y no de asesinato, fue porque la fiscalía pensó que ningún jurado inglés lo condenaría por asesinato (lo que implicaría una pena obligatoria de cadena perpetua).

La diferencia clave entre los casos 1 y 2, ambos de gran peso legal y moral, estriba en que el doctor Cox mató a Lilian Boyes en lugar de limitarse a dejarla morir.

Argumentar rebatiendo contraargumentos

La ética médica consiste en argumentar de forma razonada, al igual que los aspectos técnicos de la medicina consisten en valorar los datos científicos. ¿Cómo se construye un argumento razonado? Una forma eficaz de hacerlo es siguiendo estos tres pasos:

> Paso 1: Proponer lo que se considera la mejor decisión o actuación moral y exponer la razón principal o los argumentos por los que se piensa así.
>
> Paso 2: Articular la mayor cantidad posible de contraargumentos a esa propuesta.
>
> Paso 3: Considerar por separado cada uno de esos contraargumentos y buscar razonamientos que los rebatan.

Si logramos rebatir con eficacia todos los contraargumentos, habremos creado un argumento razonado en favor de la propuesta de partida. Si no logramos rebatir todos los contraargumentos señalados, tendremos que replantearnos la decisión o propuesta de actuación inicial.

Téngase en cuenta que ningún argumento es irrefutable. Ningún argumento es definitivo. Siempre cabe la posibilidad de pasar por alto algún contraargumento válido para la decisión propuesta en un primer momento o de que haya algún argumento que rebata el argumento con el que se rebatió el contraargumento. La ética, al igual que la ciencia, es en esencia un ejercicio mental que requiere no solo precisión, sino también inteligencia creativa.

Ilustraremos el procedimiento de la argumentación razonada considerando el ejemplo del doctor Cox del caso 2.

Paso 1: Proponer una decisión y exponer la razón principal (o razones) a su favor

Nosotros defendemos que el doctor Cox tomó la decisión moral correcta al matar a Lillian Boyes. Las dos razones principales en favor de esta opinión son:

1. Que lo mejor para Lillian Boyes era morir: el sufrimiento que habría padecido hasta su fallecimiento habría convertido su vida en algo peor que la muerte.
2. Que la propia Lillian Boyes decidió que quería que la mataran y que tomó esa decisión estando en sus plenas facultades mentales.

Paso 2: articular contraargumentos para la decisión propuesta

Consideremos ocho contraargumentos.

1. Al actuar para matar a Lillian Boyes, el doctor Cox pudo causarle más sufrimiento que si no lo hubiera hecho.

2. Tal vez existiera una posibilidad remota de que Lillian Boyes se recuperara lo suficiente de la artritis como para vivir con poco o ningún sufrimiento en caso de no haberla matado. Matarla elimina esa posibilidad.

3. No es justo que el doctor Cox cargue con la culpa de la muerte de Lillian Boyes.

4. Aunque en este caso concreto parezca adecuado acabar con la vida de Lillian Boyes, seguiría estando mal hacerlo; porque si no mantenemos de manera estricta que matar está mal, entraremos en un terreno muy escurridizo. Los médicos no tardarán en matar a los pacientes aunque se equivoquen al pensar que es lo mejor para ellos. Y es posible que los médicos resbalen aún más en ese terreno escurridizo y acaben matando a pacientes por interés propio o el de los familiares de los pacientes.

5. Con independencia de sus convicciones morales personales, el doctor Cox no debería haber matado a Lillian Boyes porque hacerlo era ilegal.

6. El argumento de la naturaleza: mientras que no suministrar o retirar un tratamiento a un paciente terminal es permitir que la naturaleza siga su curso, matarlo es interferir en la naturaleza y, por lo tanto, está mal.

7. El argumento de jugar a ser Dios: matar es asumir un papel que debería ser exclusivo de Dios. Dejar morir, en cambio, no es usurpar el papel de Dios, y cuando se hace con cariño y atención, puede permitir que se cumpla la voluntad de Dios.

8. Matar es en principio un (gran) error. La diferencia entre no suministrar o retirar un tratamiento, por un lado, y la eutanasia (activa), por otro, estriba en esencia en que lo primero implica «dejar morir» y lo se-

gundo implica matar; y matar está mal, es una ofensa primordial.

Paso 3: rebatir (si se puede) los contraargumentos

Consideremos ahora uno a uno esos contraargumentos.

1. Este argumento no sirve de entrada para considerar la eutanasia (la muerte digna) como algo execrable, sino tan solo para defender que en un caso real nunca se tiene la seguridad de que será algo beneficioso. Hay tres situaciones posibles:

a) El doctor Cox no suministra la inyección de cloruro de potasio a Lillian Boyes. Ella fallece de muerte «natural» tras sufrir una cantidad de dolor que llamaremos X.

b) El doctor Cox mata a Lillian Boyes con el resultado esperado. Ella fallece casi al instante y casi sin dolor. En estas circunstancias Lillian Boyes sufrirá una cantidad de dolor Y que es mucho menor que la cantidad X, tal vez incluso nula.

c) El doctor Cox intenta matar a Lillian Boyes con cloruro de potasio, pero no lo consigue y la inyección causa a la paciente un sufrimiento aún mayor: una cantidad de sufrimiento Z que es mayor que X.

De acuerdo con el argumento 1, solo si se da la posibilidad c será mejor que el doctor Cox no intervenga para matar a Lillian Boyes.

Ahora podemos comparar la situación en la que el doctor Cox se limita a dejar que Lillian Boyes muera de manera natural con la situación en la que le suministra una inyección de cloruro de potasio. En el primer supuesto, la cantidad total de sufrimiento es X. En el último supuesto, la cantidad de sufrimiento será o bien Y (cercana a cero) o bien Z (mayor que X). Si lo que importa es evitar el sufrimiento, entonces la valoración de si es mejor suministrar o no la inyección dependerá de las diferencias entre X, Y y Z, y de la probabilidad de que se produzcan esos resultados. Si la muerte casi instantánea es el resultado más probable de todos en caso de suministrar la inyección (el supuesto b) y si el nivel de sufrimiento X es mucho mayor que el sufrimiento Y, entonces parecería correcto recurrir a la inyección, porque es mucho más probable que eso depare un sufrimiento mucho menor.

Si la incertidumbre acerca de los resultados fuera una razón para no actuar, estaríamos completamente paralizados para tomar decisiones o nos impediría a menudo hacer lo correcto por simple inacción. Concluimos, pues, que el argumento 1 no convence para reprobar la actuación del doctor Cox ni, desde un punto de vista más general, para rechazar la legalización de la eutanasia.

2. El argumento 2 adolece de la misma flaqueza que el argumento 1. Para valorar qué es lo mejor para Lillian Boyes hay que considerar los distintos resultados posibles, la calidad de vida que implica cada uno de ellos y las probabilidades de que se produzcan. El peso que le demos a la posibilidad de que Lillian Boyes experimente una mejoría espectacular de su artritis y, por tanto, del dolor y el malestar que sufre, dependerá en gran medida de la probabilidad de que esto ocurra. Si es muy improbable, como en efecto lo era, entonces el argumento 2 no resulta nada convincente.

Una posible objeción a este contraargumento sería que, aunque la recuperación casi milagrosa de Lillian Boyes sea muy improbable, el peso que habría que atribuir a esta posibilidad remota debería ser infinito. Hay tres réplicas a este razonamiento: en primer lugar, ¿en qué nos basamos para atribuir un peso infinito a la posibilidad de que se recupere? En segundo lugar, también existe la posibilidad remota de que la inyección de cloruro de potasio obre el milagro de curar a la paciente, aunque con ella pretendamos matarla (algunos descubrimientos médicos se producen cuando una actuación tiene un resultado muy diferente del esperado). En tercer lugar, si el argumento 2 se considera una razón convincente para rechazar la eutanasia (activa), también será una razón convincente para rechazar la decisión de no administrar un tratamiento en todas las circunstancias.

Los argumentos 1 y 2 no son válidos porque, en última instancia, las posibilidades de recuperación no se consideran sobre la misma base empírica que las posibilidades de que la paciente no se recupere. Los posibles daños y beneficios deben sopesarse sobre una base equivalente: sopesar los hechos de manera correcta es crucial para emitir juicios éticos válidos.

3. El tercer argumento no tiene validez porque plantea la misma cuestión que se está debatiendo. El doctor Cox solo se sentiría culpable si hiciera mal matando a Lillian Boyes. Primero hay que dilucidar qué es lo correcto, y solo entonces podremos plantearnos si debemos sentirnos culpables. Algunas personas se sienten culpables incluso cuando creen que su actuación fue moralmente correcta. Es probable que con el tiempo esos sentimientos se aplaquen debido al convencimiento de que obró

bien. En cualquier caso, corresponderá al doctor Cox decidir si está dispuesto o no a cargar con el peso de la culpa (si es que lo siente así) al cumplir con lo que considera moralmente correcto.

4. El argumento 4 es una variante de lo que se conoce como «argumento de la pendiente resbaladiza» o «del efecto dominó». Se trata de un tipo de argumentación tan relevante en la ética médica que en el capítulo 3 lo consideraremos en detalle y veremos cómo se aplica a la actuación del doctor Cox.

5. El hecho de que una actuación sea ilegal suele contar como una razón (moral) para no realizarla, lo que en cierto modo debe sopesarse teniendo en cuenta otras consideraciones morales. Por lo tanto, el argumento 5 podría ser una razón de peso para explicar por qué el doctor Cox no debió actuar como lo hizo. Sin embargo, no sirve en absoluto como argumento para rebatir la cuestión más interesante de si lo que hizo debería ser o no ilegal de entrada.

6 y 7. Los argumentos basados en lo natural y en jugar a ser Dios tienen, al igual que el argumento del efecto dominó, una aplicación más general en la ética médica. Los consideraremos en el capítulo 3, y explicaremos por qué no consideramos convincentes estos contraargumentos.

8. De todos los argumentos contemplados hasta ahora, solo el 8 considera que matar está mal de entrada.

Pero, ¿cómo se analiza la moralidad de un principio básico como que matar es (siempre) algo execrable?

Una forma de hacerlo consiste en compararlo con otros casos, por ejemplo, valorando si matar en una guerra es siempre condenable. Si no lo es, habrá que revisar el principio de que matar no es tolerable en ningún caso. Lo que parecía un principio básico puede convertirse en algo más complejo, con más matices, y requerir una justificación mayor. Si matar no es siempre execrable, ¿por qué se considera así en el caso de la eutanasia?

Quienes se oponen a la legalización de la eutanasia pueden recurrir, en última instancia, al principio básico de que matar es una inmoralidad. Tal vez acepten que hay casos difíciles (por ejemplo, en una guerra) en los que matar a una persona puede salvar a otra o a muchas otras. Pero en el caso de la muerte digna, no se salva la vida de ninguna otra persona.

Si queremos convencer a quienes se oponen a la legalización de la eutanasia de que se equivocan, además de rebatir los contraargumentos, habrá que explicar por qué el principio básico de que matar es malo es válido casi siempre, pero no en este caso. Cabría esgrimir, por ejemplo, que está bien tener la intuición firme de que matar es malo. Para la mayoría de las personas, morir en este instante supondría un gran perjuicio en comparación con seguir viviendo. La razón por la que matar suele ser un gran error es porque morir suele causar un gran daño. Sin embargo, lo malo de matar a alguien es un resultado del daño de morir, y no al revés. Por lo tanto, si lo mejor para un paciente es que muera ahora en lugar de sufrir una muerte lenta y dolorosa, y si, además, el paciente desea morir, entonces matar deja de ser un acto execrable. Cuando la muerte supone un beneficio en lugar de un daño, y la persona afectada la desea, entonces matar

45

deja de ser una acción inmoral. Quienes defienden que la muerte digna es mala por una cuestión de principios, olvidan la relación conceptual que existe entre el mal de matar y el daño de morir.

Rebatir los contraargumentos suele ser, como en este caso, un proceso bastante largo, puesto que debe ser meticuloso. Por lo tanto, es útil concluir la reflexión con una exposición breve del punto en el que creemos que se equivocan nuestros oponentes. Lo ilustraremos con una conclusión sobre nuestro análisis a favor de la legalización de la eutanasia. Como verá usted, concluiremos con una floritura retórica. ¿Le parece a usted acertada la frase que cierra este capítulo, o más bien le parece pura retórica sin escrúpulos?

Nuestra conclusión es que rechazamos la idea de que la eutanasia voluntaria es mala de entrada porque este razonamiento sitúa el carro delante de los bueyes: es el daño de morir lo que hace que matar sea malo y no al revés. Cuando el seguimiento de un principio moral da como resultado un sufrimiento, entonces hay que sopesar con atención ese principio moral y plantearse si se estará aplicando de un modo demasiado inflexible. Creemos que este es el resultado que logran quienes afirman que la eutanasia voluntaria es una inmoralidad. Es perverso buscar una sensación de pureza moral a costa del sufrimiento de los demás.

3
Herramientas para el razonamiento ético

Profesionales de la medicina, la enfermería y otras áreas sanitarias suelen tener buenas razones para actuar como lo hacen. Sería absurdo no analizar a conciencia lo que hacen y consideran correcto los profesionales experimentados. Pero el cometido de la filosofía, y su aplicación en la ética médica, consiste en reclamar razones y someter estas razones a un estudio meticuloso. La práctica médica debería mejorar cada vez más sometiéndola al escrutinio de esas disciplinas gemelas, la ciencia y la filosofía. La ciencia pregunta: ¿qué datos indican que este es el proceder adecuado en cuanto a cuidados y tratamiento? La filosofía pregunta: ¿qué razones hay para adoptar las decisiones morales tomadas?

En el capítulo 2 señalamos cuatro herramientas para el razonamiento ético. En este capítulo analizaremos otras cuatro con cierto detalle (véase el recuadro 4) y acabaremos echando una ojeada a lo que hay más allá de ellas.

Recuadro 4. Ocho herramientas para el razonamiento ético

1. Distinguir los hechos de los valores
2. Razonar a partir de principios
3. Definir los términos utilizados (véase el capítulo 2)
4. Esclarecer conceptos (véase el capítulo 2 y el análisis que figura en este capítulo sobre qué es lo mejor para el paciente)
5. Comparativa entre varios casos (véase el capítulo 2)
6. Experimentos mentales
7. Empleo de la lógica (véase el capítulo 2)
8. Detectar y evitar falacias de razonamiento

Recuadro 5. Caso 1: ¿atención hospitalaria o domiciliaria?

El señor P tiene 80 años y padece alzhéimer avanzado y una enfermedad pulmonar crónica. Su esposa, de 82 años, lo cuida en casa. Necesita oxígeno y sufre infecciones torácicas frecuentes que lo obligan a tomar antibióticos. Durante el último episodio de infección torácica no respondió bien a los antibióticos y su estado general se está deteriorando. Puede que una atención hospitalaria con antibióticos intravenosos y fisioterapia permitan que se recupere de esta infección, aunque es probable que vuelva a desarrollar una infección similar en un futuro. Otros ingresos hospitalarios previos le provocaron angustia porque no se adapta bien a los cambios de ambiente. Su esposa, sin embargo, cree que debería ir al hospital para que le den todo el tratamiento que necesita. ¿Debe autorizar la médica del señor P su ingreso en el hospital?

Tal como suelen hacer los especialistas en ética médica, partiremos de un caso clínico antes de efectuar una exposición sistemática de nuestras ocho herramientas para el razonamiento ético. El caso al que nos referimos se presenta en el recuadro 5.

Herramienta 1: Distinguir los hechos de los valores

La primera herramienta del razonamiento ético es identificar y diferenciar los hechos de los valores implicados en cada situación particular. Esta distinción es importante porque la evaluación de los hechos suele requerir la valoración de las pruebas que revelan cómo es el mundo, por ejemplo, qué medicamento específico ofrece la mayor probabilidad de curación para una enfermedad concreta; o cómo influye esta enfermedad en las experiencias personales. La evaluación de los valores éticos suele requerir una argumentación ética. Consideremos la compra de un coche nuevo. Supongamos que la persona A considera fundamentales la seguridad y la fiabilidad: son los valores de A. Supongamos para la persona B, el rendimiento y la comodidad son lo más importante. Para A, los hechos relevantes sobre los distintos tipos

49

de coche son su seguridad y fiabilidad. Para B, lo importante son las pruebas de rendimiento y la comodidad. Un detalle que queremos destacar y que se ilustra con este ejemplo es que son los valores personales los que determinan qué hechos o datos son relevantes, y no al revés: los valores son prioritarios.

¿Cómo se aplica al caso 1 del recuadro 5 esta distinción entre hechos y valores? Los valores que hay que sopesar aquí son dar preferencia absoluta a lo que es mejor para el señor P, respetar sus deseos previos más probables, tal vez respetar sus deseos actuales y ser justos con la esposa del señor P. Los hechos relevantes se derivan de estos valores. ¿Cuál es la calidad de vida del paciente en la actualidad (algo relevante para saber qué es lo mejor para él)? ¿Qué probabilidad hay de que los antibióticos mejoren su calidad de vida? ¿Cómo repercutirá en su calidad de vida la angustia que le causa el ingreso en un hospital? ¿Qué capacidad tiene para entender los detalles clave y decidir por sí mismo? Si ya no tiene esa capacidad, ¿qué habría opinado él sobre esta situación en caso de habérsela planteado antes de perder dicha capacidad? ¿Qué carga soporta la esposa del señor P como cuidadora y qué opina ella al respecto?

Los hechos y los valores se confunden a menudo en los debates éticos. Consideremos una cuestión de confidencialidad médica. Una paciente acude a su médico tras sufrir dos ataques de epilepsia. El médico inicia un estudio para determinar la causa e informa a la paciente de que la ley la obliga a dejar de conducir y a informar a las autoridades de tráfico sobre sus ataques. Dos semanas después, el médico ve a la paciente conduciendo. ¿Debe él informar a las autoridades? En

Inglaterra no hay ninguna ley que obligue a los médicos a hacer esto.

Supongamos que la persona C opina que el médico debe romper el principio del secreto profesional, y que la persona D piensa que el médico no debe romper la confidencialidad. ¿Difieren C y D en cuanto a sus valores éticos? No necesariamente. Ambas pueden coincidir en que el valor ético primordial en este caso es reducir al mínimo las muertes en carretera en términos generales, pero C cree que esto se conseguirá si los médicos informan sobre sus pacientes, mientras que D cree que si los médicos comunicaran esa información, disuadirían a los pacientes que sufren estos ataques de buscar ayuda médica, lo que favorecería que hubiera más conductores con epilepsia sin supervisión y más muertes en carretera. C y D coinciden en cuanto al valor ético adecuado, pero discrepan sobre los hechos. Supongamos que la persona E cree que el médico no debe informar a las autoridades porque para E el valor ético prioritario es que los médicos respeten la autonomía y la intimidad de los pacientes. D y E coinciden en cuanto a lo que debe hacer el médico, pero discrepan sobre los valores éticos relevantes.

Herramienta 2: razonar a partir de principios

Hay diversos libros y numerosos artículos que organizan el análisis de la ética médica en torno a cuatro principios y su ámbito de aplicación (véase el recuadro 6). La mejor manera de entender estos principios consiste en verlos como enfoques que captan cuatro valores éticos generales en los que se basa la buena praxis médica, y no como premisas de un argumento lógico.

Recuadro 6. Cuatro principios de la ética médica

1. Respeto por la autonomía del paciente

Según Gillon, la autonomía (literalmente «norma de uno mismo») es la capacidad de pensar, decidir y actuar con libertad e independencia de acuerdo con ese pensamiento y esa decisión. El respeto a la autonomía del paciente requiere que los profesionales sanitarios (y otras personas implicadas, incluida la familia) ayuden a los pacientes a tomar sus propias decisiones (por ejemplo, proporcionándoles información relevante) y que respeten y acaten esas decisiones (incluso cuando el profesional sanitario considere que el paciente toma una decisión equivocada).

2. Beneficencia: promover lo mejor para el paciente

Este principio subraya la importancia moral de hacer el bien a los demás y, en particular en un contexto médico, de hacer el bien a los pacientes. Seguir este principio implicaría hacer lo mejor para el paciente. Esto plantea la cuestión de quién debe juzgar qué es lo mejor para el paciente. A menudo se interpreta que este principio se centra en lo que un profesional sanitario eminente consideraría lo mejor para el paciente a partir de una valoración objetiva. Las opiniones del propio paciente están contempladas en el principio del respeto a la autonomía del paciente.

Ambos principios entran en conflicto cuando un paciente en plenas facultades mentales opta por una actuación que no se corresponde con lo mejor para él.

3. No maleficencia: evitar causar daño

Este principio es la otra cara de la moneda del principio de beneficencia. Establece que no hay que perjudicar a los pacientes. En la mayoría de las situaciones, este principio no aporta nada útil al principio de beneficencia. La principal razón para mantener el principio de no maleficencia es que en general se considera que, en principio, tenemos el deber de no perjudicar a nadie, mientras que el deber de beneficencia lo tenemos tan solo con un número limitado de personas.

4. Justicia

Este principio tiene cuatro componentes: justicia distributiva, respeto de la ley, derechos y justicia retributiva.

En cuanto a la justicia distributiva, este principio hace hincapié en dos puntos: en primer lugar, que pacientes en situaciones similares deben tener acceso por lo común a la misma asistencia sanitaria; y, en segundo lugar, que al estipular con qué nivel de asistencia sanitaria debe contar un conjunto de pacientes hay que tener en cuenta qué efectos tendrá en otros pacientes el empleo de esos recursos. En otras palabras, hay que procurar distribuir de forma equitativa nuestros limitados recursos (tiempo, dinero, camas de cuidados intensivos).

Para reflexionar sobre el caso 1 del recuadro 5, consideraremos en primer lugar el principio de respeto a la autonomía del paciente. Desde esta perspectiva, una pregunta clave es si el propio señor P está en condiciones de tomar una decisión. ¿Tiene la capacidad suficiente para entender y sopesar las cuestiones relativas a la atención domiciliaria u hospitalaria? Si no es así, ¿hay algún hecho previo demostrable sobre si habría querido recibir atención domiciliaria u hospitalaria?

Si el señor P no es capaz de decidir, se puede recurrir al principio de beneficencia. Este principio incide en que hay que actuar buscando el máximo beneficio para el señor P. En el capítulo 2 comentamos de pasada qué es lo mejor para el paciente. Si actuar buscando el máximo beneficio para una persona es favorecer su bienestar, cabría recurrir a las tres formulaciones habituales de lo que se entiende por bienestar. La primera, conocida como teoría de los estados mentales, es que el bienestar personal viene determinado por las experiencias mentales del individuo: que las sensaciones de placer y felicidad son los aspectos positivos del bienestar; y que la miseria y el dolor son los aspectos negativos. El bienestar viene dado por la cantidad de experiencias positivas menos las negativas. Un segundo planteamiento es el conocido como teoría de la satisfacción de los deseos: el bienestar consiste en que se cumplan nuestros deseos. Desde esta perspectiva, lo mejor para el paciente y el respeto a la autonomía son muy similares. La tercera formulación, denominada teoría de la lista objetiva, considera que el bienestar es multidimensional y que estas dimensiones no dependen de cada individuo, sino que son inherentes a la idea de bienestar. Desde este punto de vista, es necesario consensuar cuáles son las características objetivamente buenas de la existencia humana. Ciertas cosas, como las relaciones personales íntimas o el desarrollo de las capacidades propias, se suelen considerar aportaciones al bienestar, tanto si son deseadas como si no y tanto si conducen a estados mentales placenteros como si no. Y, a la inversa, hay situaciones, como sufrir un engaño o sentir placer con la crueldad, por ejemplo, que se consideran una merma del bienestar, aunque deparen estados mentales placenteros o se deseen.

No está nada claro qué es lo mejor para el señor P. Sin embargo, la aplicación del principio de beneficencia identifica algunas de las cuestiones relevantes en las que basar un posible juicio: qué grado de angustia y sufrimiento es probable que le cause el ingreso en un hospital; cuán positivas o negativas son sus experiencias actuales, y serán sus experiencias probables después del tratamiento hospitalario; y qué habría querido él en esta situación. La teoría de la lista objetiva podría destacar los aspectos negativos del daño causado por la enfermedad de Alzheimer. Incluso si el señor P disfruta de la vida cotidiana, se podría argumentar que su bienestar se ve gravemente comprometido por el daño cerebral que padece y la consiguiente incapacidad que le causa para comprender y pensar. Desde este punto de vista, la valoración de su bienestar puede depender sobre todo de los hechos sobre cómo ha influido el alzhéimer en sus capacidades cognitivas.

¿Qué importancia deben dar los médicos a la opinión de la esposa del señor P? Desde la perspectiva del principio de beneficencia, su opinión es relevante porque está en una posición excelente para desentrañar qué es lo mejor para el señor P. Desde la óptica del respeto a la autonomía del paciente, su opinión es relevante o bien porque conoce lo que habría querido el señor P o bien porque tal vez el señor P hubiera querido (cuando estaba en plenas facultades mentales) que su esposa decidiera sobre sus cuidados. Sin embargo, ninguno de estos dos principios otorga a la esposa del señor P el derecho a decidir por el mero hecho de estar casada con él.

El principio de justicia pone de manifiesto otras cuestiones. A menos que el señor P pague íntegra la atención hospitalaria que recibiría, surge el interrogante de si la prestación de esa atención es justa para los demás, teniendo en cuenta la demanda de recursos hospitalarios por parte del resto de la sociedad. Y, a la inversa, si el señor P se queda en casa, ¿soportará su esposa una carga injusta (e indeseada) al hacerse cargo de sus cuidados?

Herramientas 3 y 4: definir términos y esclarecer conceptos

En cualquier debate ético siempre es importante tener claro a qué nos referimos con los términos utilizados. A veces basta con una simple definición (por ejemplo, la de *eutanasia* que figura en el recuadro 1 del capítulo 2), pero a menudo hay que analizar con más detenimiento el significado de una palabra (como acabamos de hacer con el vocablo *bienestar*). Aunque la diferencia es de grados, no de tipos, vale la pena diferenciar las herramientas 3 y 4, tal como hicimos en el capítulo 2. Esto se debe a que en cualquier argumentación ética puede ser de utilidad plantearse las dos preguntas siguientes: ¿utilizan ambos bandos argumentativos la misma definición de los términos clave? Y, ¿qué sentido le da cada parte a las palabras utilizadas en las definiciones? Por ejemplo, en los debates sobre la muerte asistida es crucial que ambas posturas coincidan en la definición del término *eutanasia*, y también será importante saber cómo interpreta cada parte qué es beneficioso para el paciente (utilizado en la definición).

Herramienta 5: comparativas con otros casos

En el capítulo 2 hablamos sobre el valor de comparar diferentes casos reales para desarrollar una argumentación ética. Los filósofos utilizan a menudo situaciones ficticias, incluso imposibles, conocidas como experimentos mentales. Consideraremos el uso de los experimentos mentales como una herramienta independiente.

Herramienta 6: experimentos mentales

Los casos inventados se pueden utilizar para establecer comparativas con otros casos o pueden emplearse para poner a prueba nuestros principios y argumentos. Uno de los usos de la imaginación en el razonamiento ético consiste en idear experimentos mentales que permitan avanzar en la argumentación o que desafíen nuestra forma de pensar más rutinaria.

Robert Nozick propuso un experimento mental que alcanzó gran celebridad (la máquina de experiencias). Con ello pretendía criticar la teoría del estado mental del bienestar (véase el apartado «Herramienta 2: razonar a partir de principios»). Este experimento mental utiliza ideas de ciencia ficción y se explica en el recuadro 7.

Nozick sostiene que no deberíamos conectarnos a esa máquina porque hay aspectos de la vida que son más importantes para nosotros que los estados mentales. Por ejemplo, defiende que hay cosas que deseamos hacer (como escribir este libro) y no limitarnos a sentir la experiencia (aparente) de escribir el libro; y que queremos ser un cierto tipo de persona, lo que implica actuar e interaccionar con los demás y con el mundo de una manera que no se logra enchufándose a una máquina. El experimento mental de la máquina de experiencias de Nozick se ha convertido en una herramienta esencial para especialistas de la ética contrarios a las teorías del estado mental del bienestar.

Recuadro 7. La máquina de experiencias (Nozick, 1974)

Imagine que existe una máquina de experiencias capaz de brindarnos cualquier experiencia deseada. Un equipo de neuropsicólogos superdotados estimularía el cerebro humano para hacernos pensar y sentir que estamos escribiendo una gran novela o entablando una amistad o leyendo un libro interesante. Durante todo ese tiempo nos encontraríamos flotando dentro de un depósito de agua con electrodos conectados al cerebro... Mientras permanecemos en el depósito no sabemos que estamos ahí; creemos que todo está ocurriendo de verdad.

¿Accedería usted a conectarse a esa máquina?

Herramienta 7: lógica

Cuando en el capítulo 2 presentamos como un silogismo la estrategia de apelar a la ideología nazi, señalamos que no todos los argumentos tienen validez lógica. Estos argumentos sin validez lógica son una forma de razonamiento falaz. Muchas otras falacias de razonamiento son menos formales. Se trata de falacias debidas, o bien al empleo de premisas débiles, o bien a que la conexión entre las diferentes premisas es inadecuada para crear un argumento sólido. Nuestra última herramienta de razonamiento ético alude a este tipo de falacias.

Herramienta 8: detectar y evitar falacias de razonamiento

A los especialistas en lógica les gusta detectar y asignar un nombre a los argumentos falaces igual que hacen los expertos en ornitología con las aves. En el capítulo 2 nos encontramos el argumento *ad hominem*. Detectar las falacias y aprender a evitarlas es un ejercicio útil en ética médica porque ayuda a detectar argumentos de gran potencial retórico, pero en última instancia falsos. Analicemos cinco de estas falacias. Para conocer más falacias, véase la obra de Warburton.

La estrategia del «escocés no auténtico» (según Flew, 1989)

Alguien manifiesta: «Ningún escocés daría una paliza a su esposa con un instrumento contundente». Entonces

59

alguien rebate esa afirmación con un caso que la contradice: «El señor Angus McSporran hizo justo eso». En lugar de retirar, o al menos matizar, la apresurada declaración inicial, la primera persona insiste en su patriotismo: «¡Bueno, ningún escocés de verdad haría algo así!».

Lo que parece ser una afirmación basada en hechos (una afirmación empírica) se vuelve impermeable a los contraejemplos adaptando el significado de las palabras para que la afirmación se vuelva verdadera por definición, y vacía de cualquier contenido empírico.

La táctica de los diez cubos agujereados (según Flew, 1989)

Esta estrategia consiste en «presentar toda una batería de argumentos débiles como si su mera confluencia les otorgara validez colectiva». La analogía aquí es que para transportar agua hasta cierta distancia, no servirán cubos agujereados, por muchos que se tengan, porque gran parte del agua se perderá por el camino. Lo que se necesita es un cubo en perfectas condiciones, o más de uno.

Es habitual defender un punto de vista sobre un tema concreto esgrimiendo diversos argumentos débiles y pensar que, como se han aportado varios argumentos, de algún modo se ha dado una justificación sólida de la postura adoptada. Sin embargo, lo que se necesita es un argumento de peso (o más de uno). El hecho de que quien se opone a la eutanasia presente varios argumentos para respaldar su parecer no sirve para defenderlo si ninguno de los argumentos aportados es válido (véase el capítulo 2).

Varios argumentos sin validez lógica, por muchos que sean, no pueden sumarse para crear uno válido. Esta situación no es la misma, sin embargo, que la que se da con una acumulación de pruebas, donde cada elemento tiene cierto peso por sí mismo.

El argumento de la naturaleza

En el capítulo 2 vimos por encima esta falacia y la que le sigue. El argumento de la naturaleza se reduce a esta afirmación: esto no es natural, por lo tanto es inmoral. Este argumento se ha utilizado contra la homosexualidad, y a menudo sale a relucir en los debates sobre la muerte asistida, las tecnologías modernas de reproducción y la genética. Se trata de un argumento problemático al menos en tres aspectos. En primer lugar, no está claro qué significa decir que algo no es natural. Si el 10% de la humanidad es eminentemente homosexual, y las conductas homosexuales se observan en otras especies, ¿qué significa decir que la homosexualidad no es natural? En segundo lugar, no está nada claro por qué razón habría que inferir que algo es inmoral por el hecho de que sea antinatural. ¿Qué clase de razón cabría dar para respaldar eso? En tercer lugar, hay gran cantidad de contraejemplos, sobre todo en el propio ejercicio de la medicina, para la afirmación de que lo que es antinatural es inmoral. La vida de un niño con meningitis se puede salvar con antibióticos y cuidados intensivos. Ninguno de estos dos tratamientos es «natural» en ninguno de los sentidos que se le puedan dar a este término y, sin embargo, no consideramos ninguno de ellos inmoral.

El argumento de jugar a ser Dios

Este argumento implica, en primer lugar, identificar una acción como algo equivalente a «jugar a ser Dios» y, en segundo lugar, afirmar que es inmoral porque solo Dios tiene derecho a actuar así. Se trata de un argumento problemático en aspectos similares a los del «argumento de la naturaleza». ¿Qué criterios se pueden emplear para diferenciar entre el acatamiento de la voluntad de Dios y la usurpación de sus funciones? ¿Cuál de las siguientes actuaciones equivale a jugar a ser Dios: practicar la fecundación *in vitro*, retirar un soporte vital, inyectar antibióticos, trasplantar un riñón? En primer lugar, debemos decidir qué actuaciones son correctas o incorrectas antes de poder determinar lo que cabría catalogar como jugar a ser Dios. Por lo tanto, el concepto de jugar a ser Dios no ayuda a determinar qué actuación es la correcta; es un mero intento retórico de reforzar un argumento sin buena base.

Los argumentos de la pendiente resbaladiza (o del efecto dominó)

La esencia de los argumentos de la pendiente resbaladiza es que, una vez que se acepta una postura determinada, será muy difícil, o incluso imposible, no aceptar posiciones inmorales cada vez más extremas, es decir, no deslizarse por la pendiente hasta precipitarse hasta lo más hondo. Por tanto, para no aceptar las posturas más extremas hay que rechazar la postura de partida y menos extrema.

Hay dos tipos de argumentos de pendiente resbaladiza: de tipo lógico y de tipo empírico. Los de tipo lógico son sencillamente una falacia. Los de tipo empírico emiten una afirmación basada en hechos –una afirmación empírica sobre cómo es el mundo– y, por lo tanto, requieren una justificación con datos empíricos (científicos), y no mediante un mero argumento ético.

Los argumentos de pendiente resbaladiza de tipo lógico implican tres pasos:

Paso 1: La afirmación de que por pura lógica si se acepta la proposición (aparentemente razonable) p, entonces también hay que aceptar la proposición estrechamente relacionada q. Del mismo modo, si se acepta q hay que aceptar la proposición r; y así sucesivamente con las proposiciones s, t, etc. Las proposiciones p, q, r, s, t, etc., constituyen una serie de proposiciones relacionadas, de tal manera que las proposiciones adyacentes son más similares entre sí que las que se encuentran más separadas dentro de la serie.

Paso 2: Consiste en demostrar, o lograr que la otra parte acepte, que en algún punto de la sucesión las proposiciones se vuelven inmorales o falsas.

Paso 3: Implica usar la lógica formal de la siguiente manera. Si la primera proposición (p) fuera moralmente aceptable, entonces la proposición posterior (t) también lo sería. Pero como estamos de acuerdo en que la última proposición (t) es inaceptable desde un punto de vista moral, debemos concluir que la primera proposición (p) también es inmoral.

En resumen, el paso 1 consiste en establecer la premisa «si p entonces t». El paso 2 consiste en establecer la premisa «t es una proposición falsa». El tercer paso consiste en señalar que, si se aplica la lógica, de ambas premisas se deduce que p es falsa.

Esta variante lógica de los argumentos de pendiente resbaladiza está íntimamente relacionada con una clase de paradojas conocidas como sorites, identificadas por primera vez en la Antigüedad griega. El nombre *sorites* proviene del término griego *soros*, que significa «montón». Un ejemplo temprano de este tipo de paradoja consistía en argumentar que un grano de arena no hace un montón, y que añadir un grano de arena a algo que no es un montón no dará lugar a un montón, por lo que nunca se puede tener un montón de arena. Cualquier observación casual de niños jugando con la arena de una playa revelará que la variante lógica del argumento de la pendiente resbaladiza es falsa. La falacia reside en el paso 1. Aunque las proposiciones p y q disten tan poco entre sí como para que cualquier diferencia moral sea pequeña, y tal vez imperceptible, sigue existiendo esa pequeña diferencia. Y aunque la gran distancia que separa las proposiciones p y t se pueda dividir en gran cantidad de distancias insignificantes y (casi) imperceptibles, las minúsculas diferencias (morales) entre cada paso se suman hasta crear una diferencia moral considerable entre las proposiciones p y t: entre la parte superior de la pendiente y la parte más baja.

La forma empírica del argumento de la pendiente resbaladiza puede ser falaz o no. Una persona contraria a la legalización de la eutanasia voluntaria podría esgrimir que si permitimos que los médicos practiquen la eutanasia, entonces lo cierto será que en la vida real eso conducirá a actos de eutanasia involuntaria (y aún peores). Es posible que esta persona admita que no existe ninguna necesidad lógica de que una situación derive en la otra, pero dirá que en la práctica ese deslizamiento se producirá. Por tanto, deberíamos adoptar la política de no legalizar la eutanasia voluntaria aun cuando este tipo de eutanasia no tenga, en principio, nada de malo.

Esta variante empírica depende de la formulación de suposiciones sobre cómo es el mundo en realidad (sobre todo en lo que respecta a la psicología humana) y, por tanto, plantea la cuestión de hasta qué punto son convincentes los indicios en los que se basan tales suposiciones. Lo que ocurra en la práctica dependerá con frecuencia del rigor con que se redacten o se apliquen las medidas políticas.

Estas variantes empíricas del argumento de la pendiente resbaladiza admiten tres respuestas posibles. En primer lugar, examinar y sopesar los indicios existentes de que ocurrirá el supuesto deslizamiento. En segundo lugar, considerar si hay alguna «barrera» conceptual sólida que se pueda erigir para evitar el deslizamiento por la pendiente (por ejemplo, la distinción entre eutanasia voluntaria e involuntaria puede servir de base para levantar dicha barrera). En tercer lugar, considerar si alguna barrera arbitraria podría evitar el deslizamiento (como las que se utilizan a menudo en el ámbito legal, por ejemplo, cuando se impone un límite de edad por debajo del cual se prohíbe el consumo de alcohol).

El argumento de la pendiente resbaladiza podría utilizarse en contra de la legalización de la eutanasia voluntaria (véase el debate sobre el doctor Cox en el recuadro 3 del capítulo 2) tomando como base que permitir el asesinato en esos casos conduciría inevitablemente a permitir el asesinato en situaciones inadmisibles. La validez de esa argumentación dependería de los indicios existentes para pensar que ese «deslizamiento» acabaría ocurriendo en realidad, con independencia de cómo se estructurara la ley y de cómo se regulara la práctica.

Más allá de las herramientas

El razonamiento ético no puede reducirse a meros algoritmos. Las situaciones reales son complejas, y hacer lo correcto requiere a menudo flexibilidad. Si se aplica la racionalidad aislada de otras virtudes, puede, como la burocracia, volverse rígida e inhumana. Además de racionalidad, la medicina humanizada requerirá también sabiduría, imaginación y creatividad.

Sabiduría

El lema del Royal College of Psychiatrists de Londres es «Let Wisdom Guide» («Déjate guiar por la sabiduría»). Entendemos que la sabiduría requiere, en esencia, combinar la integridad moral con un discernimiento casi intuitivo de los resultados probables de nuestras acciones. Implica dilucidar cuál será la reacción más probable de los demás en cada caso. En medicina puede implicar una buena previsión de cómo responderán un paciente en particular y su estado específico ante diferentes estrategias de actuación. La mayoría de las veces, la persona sabia hace lo correcto y logra las consecuencias adecuadas. Las personas menos sabias tal vez intenten hacer lo correcto, pero con demasiada frecuencia provocan malos resultados debido a una valoración errónea de las consecuencias de sus actuaciones. A menudo, esto se debe a una mala interpretación de la respuesta de los demás. Para adquirir sabiduría se necesita experiencia –un valor subestimado en el momento presente debido al énfasis que se concede a los datos objetivos–, la experiencia adquirida a través de la curiosidad y la reflexión.

Imaginación

Por muy buenos que sean nuestra capacidad de análisis, nuestros argumentos lógicos y nuestra capacidad de persuasión, la falta de imaginación puede llevarnos a tomar decisiones equivocadas. La imaginación es necesaria en medicina para captar las perspectivas y las emociones de los pacientes, de sus familias y de otros miembros del equipo sanitario. Las artes y la literatura pueden ayudarnos a tener más imaginación y a entender la diversidad de las experiencias humanas. El dramaturgo romano Terencio escribió: «Nada de lo humano me es ajeno». No es una mala aspiración para quien eche a andar como profesional sanitario.

Creatividad

Hemos visto que la argumentación ética requiere creatividad: creatividad para desarrollar argumentos, para considerar posibles contraejemplos y para imaginar casos que permitan establecer comparaciones y realizar experimentos mentales. La ética médica trata sobre las buenas prácticas: juzgar cuál es la decisión correcta, qué hay que hacer, en una situación particular. Quizá en un principio consideremos que la decisión será hacer esto o lo otro. Tal vez sea necesario un acto de creación para ver que existe otra posibilidad, una que quizá evite un dilema ético o sea mejor por alguna otra razón. Suele ser útil preguntarse si cabe otro planteamiento o enfoque posible.

En los capítulos 2 y 3 nos hemos centrado en las técnicas de la ética médica. Sócrates, uno de los fundadores de la ética en el mundo occidental, utilizó sus técnicas filosóficas para actuar como un moscardón intelectual que irritaba a las elites con preguntas y argumentos incómodos. En los capítulos 4 y 5 veremos de qué manera puede la ética médica mantener viva esa valiosa función del razonamiento filosófico.

4

Personas que no existen, al menos por ahora

Tal como revelan los capítulos 2 y 3, la ética médica consiste en diseccionar una cuestión y emitir una argumentación. Existe un método; hay herramientas. Pero, ¿cuál es su finalidad?

En este capítulo y en el siguiente descubriremos que la versión más crítica de la ética médica defiende que hay algo bastante equivocado en la manera convencional de ver las cosas. Se trata de una ética médica que desafía lo establecido y complica la existencia a los profesionales de la medicina y a los responsables políticos: es la ética médica convertida en moscardón.

En los capítulos 6 y 7 consideraremos la ética médica con una actitud más halagüeña, como una disciplina que sirve de apoyo a quienes se sienten desconcertados y no saben cómo actuar. En la última parte del libro, los capítulos 8 y 9, someteremos a examen la ética médica de por sí.

En términos generales, la medicina se ocupa de las personas que existen. Pero no siempre es así. El cometido de la medicina comienza antes de la concepción. En la gran novela de Laurence Sterne, el héroe epónimo Tristram Shandy sostiene que el carácter de una persona y la vida que tendrá se forjan con los pensamientos de sus padres durante la cópula. Tristram se lamenta:

> Desearía que mi padre o mi madre, o incluso ambos, ya que ambos tenían la misma obligación, hubieran pensado en lo que hacían cuando me engendraron; que hubieran sido debidamente conscientes de todo lo que dependía de lo que estaban haciendo en aquel momento, que no solo estaba en juego la creación de un ser racional, sino también, posiblemente, la feliz formación y templanza de su cuerpo, tal vez su genio y hasta su forma de pensar; y que, incluso en contra de lo que pensaban, la suerte de toda su casa podría depender de los humores y los ánimos dominantes en aquel momento…
>
> –Disculpa, querido –dijo mi madre–, ¿no habrás olvidado dar cuerda al reloj?
>
> –¡Por Dios! –gritó mi padre con una exclamación, pero cuidando de moderar la voz al mismo tiempo–. ¿Habrá habido alguna vez desde la creación del mundo una mujer que interrumpiera a un hombre con una pregunta tan tonta?

El Acta de Fertilización y Embriología Humanas (Human Fertilisation and Embryology Act –HFEA–), es decir, la ley que regula los servicios de reproducción asistida en Reino Unido, exige que los médicos tengan en cuenta lo que están haciendo cuando ayudan a una mujer a concebir un hijo. La ley impone a las clínicas de fertilidad la obligación de «tener en cuenta el bienestar de cualquier niño que pueda nacer como resultado del tratamiento (incluida la necesidad de que ese niño cuente con el respaldo de unos padres)». En la ley original (de 1990) las palabras que figuraban entre paréntesis eran: «incluyendo la necesidad de que ese niño tenga un padre», pero esto se reemplazó por la redacción actual en 2008, tras un largo debate parlamentario. El cambio se debió sobre todo a la variación de las posturas sociales frente a las madres solteras y las parejas del mismo sexo. Sin embargo, el debate resultó decepcionante porque apenas tuvo en cuenta un detalle fundamental en la consideración del bienestar de «cualquier niño que pueda nacer»: la cuestión conocida como el problema de la no identidad.

Las implicaciones morales del problema de la no identidad se trataron por primera vez en detalle en el libro *Razones y personas*[1] del filósofo británico Derek Parfit. Estas implicaciones se ignoraron en gran medida cuando una mujer británica posmenopáusica de 59 años acudió a una clínica de fertilidad privada en Italia para que la ayudaran a concebir un hijo (de hecho, con posterioridad dio a luz gemelos). «Piense en los pobres niños que nacerán», fue una de las reacciones ante este caso, «serán el hazmerreír de sus amigos cuando los reciba en la puerta del colegio una madre tan mayor». Muchos creen que la preocupación por el bienestar de los hijos venideros descarta el tratamiento de fertilidad para las mujeres mayores. Para entender el problema de la no identidad y por qué esta opinión es errónea, consideremos en primer lugar la analogía entre la reproducción asistida y la adopción.

---

[1] Parfit, Derek: *Reasons and Persons*. Versión en castellano: *Razones y personas*; trad. de Mariano Rodríguez González; Madrid: Antonio Machado Libros, 2005. *(N. de la T.)*

La analogía con la adopción

En los primeros tiempos de la «fecundación in vitro» (FIV), una mujer de Manchester fue eliminada de la lista de espera para someterse a esta técnica cuando se descubrió que tenía antecedentes penales por delitos relacionados con la prostitución. El hospital en cuestión se regía por unas normas determinadas (esto fue unos años antes de que se promulgara la HFEA) que establecían que las parejas que querían someterse a la FIV «deben, en condiciones normales, satisfacer los criterios generales establecidos por las instituciones de adopción para valorar su idoneidad» (Kennedy y Grubb, 2000). En efecto, esta normativa implicaba que si una mujer que aspiraba a someterse a la FIV no se consideraba apta para ser madre adoptiva, tampoco debía recibir ayuda para conseguir reproducirse. La razón subyacente para esta medida era, supuestamente, el bienestar del niño que nacería si se administraba un tratamiento de fertilidad. Pero, ¿se sostiene esta analogía entre la adopción y la ayuda a la reproducción?

En un caso de adopción tenemos un bebé (el bebé «x») y una serie de posibles parejas adoptivas: A, B, C, etc. (véase la figura 1).

Supongamos que tenemos buenas razones para pensar que los sujetos de la pareja A serán mejores padres que B, C, etc., y que es probable que el bebé «x» tenga una vida mejor si elegimos los padres A que si elegimos cualquiera de las otras opciones (B, C, etc.). Suponiendo que se pueda juzgar la calidad probable de los padres (y las agencias de adopción deben hacerlo), actuamos, en la medida en que somos capaces de valorarlo, teniendo en cuenta lo mejor para el bebé «x» al entregarlo a los padres A.

Ahora comparemos esta situación de la adopción con la de la reproducción asistida. Supongamos que las parejas A, B, C, etc., solicitan ayuda para recibir un tratamiento de fertilidad. Es probable que todas estas parejas sean padres decentes, pero tenemos buenas razones para creer que la pareja A probablemente ejerza mejor ese papel que las parejas B, C, etc. ¿A qué pareja debemos ayudar? Seguramente actuaríamos teniendo en cuenta lo mejor para el futuro bebé si ayudamos a los padres A, basándonos en que, hasta donde somos capaces de valorar, el bebé tendría una vida mejor con la pareja A que con las parejas B, C, etc.

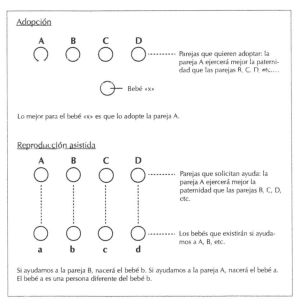

1. Adopción frente a reproducción asistida.

Sin embargo, no es tan sencillo. Que sepamos, no existe un universo de posibles bebés que aguarden a ser asignados a un conjunto determinado de padres. Si ayudamos a la pareja A a concebir, nacerá un bebé (el bebé a). Si ayudamos a la pareja B, nacerá otro bebé diferente (el bebé b). ¿Qué sentido tiene sopesar qué es lo mejor para el bebé que nacerá en un futuro? Si ayudamos a la pareja B, el bebé b llegará a existir y tendrá un buen comienzo en la vida, aunque no tan bueno como el que habría tenido el bebé a. Si solo disponemos de recursos para ayudar a una pareja, ¿qué pareja debemos elegir si el único criterio aplicable es pensar qué es lo mejor para el bebé que nacerá? Resulta tentador decir que lo mejor para el bebé sería ayudar a la pareja A. Pero esto es un error. Dependiendo de la pareja a la que ayudemos nacerá un bebé diferente. Lo mejor para el bebé potencial a es que ayudemos a la pareja A, pero lo mejor para el bebé potencial b es que ayudemos a la pareja B. Si nos centramos en los intereses del bebé que puede llegar a existir, la pregunta que debemos plantearnos es: ¿qué es mejor para ese bebé en particular nacer de estos padres o no llegar a existir? Formulada de esta manera resulta una pregunta bastante extraña, ya que nos obliga a comparar la existencia con la inexistencia. Tal vez fuera mejor preguntarse: si más adelante esta pareja llegara a tener un hijo, ¿tendría ese bebé una expectativa de vida razonable y digna de ser vivida? La clave es que en ningún caso se plantea la posibilidad de que «este» bebé potencial nazca de otros padres (supuestamente mejores). Aquí es donde se quiebra la analogía con la adopción.

Si disponemos de recursos para ayudar a una sola pareja, se puede argumentar a favor de destinarlos a la opción A. El argumento es el siguiente: si ayudamos a la pareja A, el bebé que existirá (el bebé a) tendrá una vida mejor (según la mejor predicción) que el bebé (b) que habría existido si hubiéramos ayudado a la pareja B. Si no hay otros motivos relevantes para tener que elegir entre las distintas parejas, es mejor actuar de forma que existan los bebés que tienen más probabilidad de disfrutar de la mejor vida. En este caso, es más probable que llegue a existir el bebé que disfrutará de la mejor vida si se ayuda a la pareja A que si se ayuda a las parejas B, C, etc. Por lo tanto, debemos ayudar a la pareja A. Al optar por ayudar a la pareja A, actuamos en contra del mejor interés del bebé que existiría en el futuro en caso de ayudar a la pareja B. La decisión de ayudar a la pareja A no se basará, pues, en buscar lo mejor para el individuo, sino en hacer del mundo un lugar mejor eligiendo a la pareja cuyo bebé tiene más probabilidad de tener una vida mejor.

Esta cuestión se entiende con más claridad con la siguiente analogía. Supongamos que un hospital retrasa el ingreso de un paciente que requiere una intervención quirúrgica no urgente para admitir a un paciente que precisa una operación urgente. Nadie diría que el retraso de la intervención quirúrgica del primer paciente redunda en su interés. Al contrario, va en contra de su interés. La justificación de actuar en contra de lo mejor para él es que se pretende beneficiar al paciente que necesita una operación urgente. Dado que hay que elegir, la decisión de dar prioridad al paciente más urgente parece la correcta.

Da la impresión de que hemos encontrado un argumento que justifica la intuición inicial de que, en el caso de la reproducción asistida, debemos ayudar a la pareja A y no a las parejas B, C, etc. (suponiendo que tengamos recursos para ayudar a una sola pareja). Este argumento, sin embargo, no se basa en la idea de actuar en el mejor interés del bebé que pueda nacer. Se basa más bien en una especie de maximización del bienestar: es decir, al elegir a qué pareja ayudar, deberíamos optar por la pareja cuyo bebé tenga más posibilidades de disfrutar de una vida mejor. ¿Importa que las razones sean diferentes si la decisión final es la misma? La respuesta es sí.

Comparar la existencia con la no existencia

Hemos partido del supuesto de que solo podemos ayudar a una de las parejas A, B, C, etc. Pero a menudo no es así. La mujer de 59 años que acudió a Italia y concibió gemelos corrió con todos los gastos. La clínica no tuvo que elegir entre ella y otra persona. El clamor de la prensa británica no se debió a que otra pareja se quedara sin asistencia por ayudarla a ella a concebir. La protesta se basó en que el mero hecho de ayudarla a concebir iba en contra de los intereses del niño potencial (es decir, de cualquier niño que pudiera nacer).

Si nos centramos únicamente en los intereses del niño potencial, la pregunta que hay que responder, tal como hemos comentado ya, es: ¿qué vela mejor por los intereses de este niño potencial: que nazca de estos padres o que nunca llegue a existir? Pero esta es una pregunta muy extraña. ¿Tiene algún sentido comparar la existencia (en cualquier estado) con la no existencia? Algunos han equiparado esta comparación con la de dividir cualquier número entre cero: a primera vista parece tener sentido, pero es una función sin ningún significado. Otras personas opinan que mientras no se augure una vida espantosa, lo mejor para el individuo es existir, ya que, en términos generales, la existencia es algo positivo. Tal vez haya quien tenga la opinión contraria y vea la existencia, en su conjunto, como una experiencia negativa, como le ocurría a Montesquieu, quien escribió que hay que llorar a los hombres [sic] cuando nacen y no cuando mueren («*Il faut pleurer les hommes a leur naissance, et non pas a leur mort*»).

Si quienes afirman que no se puede comparar la existencia con la no existencia tienen razón, entonces pensar en el mejor interés de las personas que aún no han nacido carece por completo de sentido. Pero este punto de vista se topa con una dificultad. Supongamos, por poner un ejemplo, que si la pareja J tuviera un hijo, este soportaría un sufrimiento inmenso (tal vez por causa de alguna enfermedad genética terrible). La criatura viviría siempre con dolor y acabaría falleciendo a la edad de 1 año. Así que la vida de este niño consistiría en un año de dolor constante seguido por la muerte. En estas circunstancias sí parece tener sentido decir que sería un error ayudar a la pareja J a concebir un niño así, ya que hacerlo iría en contra de los intereses del niño que llegara a existir.

Este juicio tiene sentido sin tener que «dividir entre cero». A lo largo de cualquier periodo de la vida cabe preguntarse si, en términos generales, las experiencias vividas son positivas o negativas. La línea del cero en este caso se sitúa allí donde la vida por encima del cero merece la pena para la persona en cuestión y la vida por debajo del cero no merece la pena. En el caso del posible hijo de la pareja J, su vida, en general, estará por debajo del cero. Por eso podemos decir que lo mejor para él es no nacer. Esta afirmación no se basa en la problemática comparación de la no existencia con la existencia, sino en la capacidad para juzgar si la vida que le esperaría estaría, en general, por encima o por debajo de cero.

El argumento de que no hay que ayudar a la mujer posmenopáusica de 59 años a concebir porque hacerlo iría en contra del mejor interés del niño potencial se desmorona, sea cual sea el punto de vista que se adopte sobre esta cuestión. Si no tiene sentido comparar la existencia con la inexistencia, entonces no tiene sentido argumentar que ayudar a una mujer a concebir va en contra del mejor interés para el niño que aún no existe. En efecto, desde esta perspectiva no se puede argumentar nada sobre la base de qué es lo mejor para el individuo, ya que no tiene sentido comparar el interés de la no existencia con el interés de la existencia. Si, por el contrario, consideramos que tiene sentido juzgar si lo mejor para un niño (con posibilidad de existir en el futuro) es existir, y si ese juicio valora en esencia si la vida que se prevé para él será, en general, una experiencia positiva, entonces la pregunta que hay que plantearse es la siguiente: ¿es probable que la vida prevista para un niño nacido de esta mujer de 59 años sea, en general, positiva?

Que se burlen de él en la escuela por tener una madre entrada en años quizá haga infeliz a un niño, pero, a menos que se esté de acuerdo con Montesquieu, no justifica la afirmación de que, en general, esa vida no merecerá la pena. Los tribunales han puesto el listón muy alto cuando han tenido que decidir si lo mejor para un niño es que lo dejen morir en lugar de recibir un tratamiento para prolongar su vida: es decir, tiene que ser una vida muy mala para que los tribunales decidan que lo mejor para el niño es dejarlo morir. La perspectiva de que se burlen de él en la puerta del colegio ni siquiera serviría para empezar a contar a favor de dejarlo morir. El clamor en contra de ayudar a una mujer con posmenopausia para concebir se basó en que la vida del niño que pudiera existir como resultado del tratamiento no sería tan buena como la de los niños nacidos de una madre más joven. Pero eso, tal como hemos explicado, no es relevante, ya que el niño nacido de esta mujer posmenopáusica no podría existir como hijo de una mujer más joven.

Acciones que mantienen la identidad y acciones que afectan a la identidad

Este debate da lugar a una distinción fundamental que se sitúa en el centro del problema de la no identidad: la diferencia entre una acción o decisión que mantiene la identidad y otra que influya en ella.

Un ejemplo de actuación que conserva la identidad es cuando una mujer embarazada bebe grandes cantidades de alcohol. El consumo de alcohol no afecta a la identidad del feto. Si el niño nace después con algún daño cerebral como resultado de la ingesta de alcohol de la madre, se habrá visto perjudicado por la ingesta de alcohol.

Un ejemplo de actuación que afecta a la identidad es cuando una mujer retrasa la concepción, por ejemplo, de los 30 a los 40 años. Este aplazamiento temporal dará como resultado el nacimiento de un niño diferente. Cuando un médico decide ayudar a la pareja A a concebir, en lugar de asistir a la pareja B, toma una decisión que afecta a la identidad.

Recuadro 8. Tres ejemplos clínicos relacionados con el problema de la no identidad

1. Diagnóstico genético preimplantacional

Caso hipotético 1: causar sordera a un embrión

Una pareja con una enfermedad genética que provoca sordera desea tener un hijo también sordo para que forme parte de la «comunidad de personas sordas». La mujer se queda embarazada. El diagnóstico genético revela que el feto no porta el gen causante de la sordera: es probable que nazca un bebé normal. Supongamos que existe un medicamento que si se suministra a mujeres embarazadas causará sordera a un feto normal. No tiene ningún otro efecto y, por lo demás, es completamente seguro para el embrión y la madre. La pareja decide que la mujer tome ese fármaco para asegurarse de que el bebé nacerá con sordera.

a) ¿Sería inmoral que la pareja decidiera usar el medicamento?

b) ¿Se equivocaría un médico si prescribiera el medicamento a la pareja a petición de esta?

c) Si los padres usaran el medicamento y el hijo naciera sordo, ¿tendría legitimidad moral el niño para sentirse agraviado por la actuación de sus padres y/o el médico?

Consideremos ahora el siguiente caso hipotético.

Caso hipotético 2: elegir un embrión con sordera

Una pareja con una enfermedad genética que provoca sordera pide ayuda para lograr la concepción. Se crean varios embriones a través de la técnica de la fecundación *in vitro* y se estudia su genética para detectar cuáles portan el gen que causa sordera. El embrión A es genéticamente normal. El embrión B porta el gen de la sordera, pero es normal en todo lo demás. La pareja decide implantar el embrión B y al cabo del tiempo nace un niño sordo: el niño B.

Si usted considera que un embrión tiene la misma naturaleza que una persona, cambie el ejemplo y piense en una selección de óvulos en lugar de embriones.

a) ¿Es inmoral que la pareja elija implantar el embrión B en lugar del embrión A?

b) ¿Actuarían mal los médicos si accedieran a esa petición?

c) ¿Tendría legitimidad moral el niño B para sentirse agraviado por la actuación de sus padres y/o los médicos?

¿Qué comparación podría establecerse entre las respuestas a las preguntas de los casos 1 y 2? A primera vista, puede parecer un error que la pareja eligiera tener un hijo sordo cuando podría tener un hijo con una capacidad auditiva normal, y que los médicos permitieran esa elección. La razón principal por la que parece un error es que dicha decisión sería perjudicial para el niño. Pero esto es falso: no es perjudicial para el niño porque la elección del embrión que se implantará afecta a la identidad (véase el texto principal).

2. Retrasar el embarazo

Una mujer de 35 años desea ser madre dentro de un tiempo, pero todavía no. Quiere retrasar el embarazo cuatro años hasta terminar sus estudios universitarios. Sabe que tiene más posibilidades de concebir un hijo con trisomía 21 (síndrome de Down) si retrasa el embarazo. Pide a su médico que le recete la píldora anticonceptiva. El médico le receta la píldora para los próximos tres años y medio. Después, la mujer se queda embarazada y tiene un hijo con trisomía 21. ¿Perjudicó al niño la actuación del médico que recetó la píldora anticonceptiva? No. Si el médico no hubiera recetado ese fármaco, habría nacido un niño diferente.

3. Tratamiento del acné

El acné es una enfermedad de la piel que suele afectar a adolescentes. Se caracteriza por la aparición de puntos negros y pequeñas pústulas en la cara. Si el acné es muy grave y no se trata, puede provocar no solo problemas psicológicos, sino también cicatrices permanentes en la piel. A veces el único tratamiento eficaz es un medicamento llamado isotretinoína. La isotretinoína tiene un efecto no deseado muy importante: puede causar daños al feto si la mujer toma el tratamiento durante el embarazo. El bebé puede nacer con malformaciones congénitas principalmente en la cara o el corazón.

Dada la importancia de estos efectos indeseados en el feto, normalmente se consideraría un error que un médico prescribiera isotretinoína a una mujer con acné grave que sabe que está embarazada, incluso si la mujer desea someterse al tratamiento, debido al daño que puede causar en el feto o al niño en que se convertirá el feto.

Pero ¿qué debe hacer un médico en los casos en que la paciente no está encinta pero podría quedarse embarazada mientras toma el medicamento? El consejo que se da a los facultativos es que solo prescriban isotretinoína si la mujer en cuestión retrasa con fiabilidad un posible embarazo hasta que deje de tomar ese fármaco. En algunas circunstancias, esto requerirá que el médico tan solo prescriba la isotretinoína combinada con la píldora anticonceptiva.

De acuerdo con esta opinión, es correcto que un médico prescriba isotretinoína a una mujer no embarazada si esta retrasa con fiabilidad un posible embarazo hasta concluir el tratamiento con isotretinoína (normalmente de seis meses a un año); pero es un error que la recete si no se retrasa el embarazo de manera fiable. La intuición dicta que si no se retrasa el embarazo y el niño nace con malformaciones congénitas, entonces se perjudica al niño, pero si se retrasa el embarazo, no se causa ningún perjuicio al niño. Sin embargo, una vez más, estamos hablando de un niño diferente en cada uno de estos casos. No se puede afirmar que el niño se ve perjudicado por no retrasar el embarazo. Porque si la mujer retrasa el embarazo, entonces ese niño no llegará a existir en ningún momento. En cambio, sí se puede afirmar que el niño se ve perjudicado si la madre toma isotretinoína.

En el recuadro 8 ofrecemos algunos ejemplos de situaciones médicas en las que se plantea el problema de la no identidad, situaciones donde las actuaciones afectan a la identidad. En todos estos casos se puede argumentar, sin lugar a dudas, que la mejor decisión sería aquella que diera lugar al nacimiento del hijo con más probabilidad de tener la mejor vida. Este argumento podría basarse en la idea de buscar el máximo bienestar general, tal como ya hemos señalado. Sin embargo, en ninguno de los casos expuestos en el recuadro 8, el argumento puede basarse en la defensa de lo mejor para el niño que habrá de nacer, el niño en potencia. Tampoco cabría afirmar, sea cual sea la decisión tomada, que el niño nacido se ha visto perjudicado por la opción elegida.

La cuestión de la no identidad tiene una repercusión crucial en lo que un profesional médico debe hacer. Cuando un médico facilita una actuación como recetar un medicamento durante el embarazo capaz de dañar al feto, ese perjuicio ya constituye una buena razón para que el médico se niegue a recetar el medicamento. La prescripción del fármaco es un ejemplo de actuación que mantiene la identidad. Pero cuando la actuación médica afecta a la identidad y puede hacer que el niño nazca con algún tipo de discapacidad o enfermedad, no habrá ningún niño que quede en una situación peor que la que habría tenido en caso de actuar de otro modo. En las sociedades que conceden un peso considerable a la autonomía del paciente y a la elección reproductiva, las prácticas médicas no deberían, en condiciones normales, invalidar la decisión de una mujer en aquellos casos en que no se perjudica a ninguna persona; y en las decisiones o actuaciones que afectan a la identidad, no se perjudica a ninguna persona (a menos que, en términos generales, el niño vaya a tener una vida que no valga la pena vivir). Esta conclusión sugiere que casi siempre es un error que los médicos, o la sociedad en general, rechacen la asistencia reproductiva por razones relacionadas con el bienestar del niño en potencia. Esta conclusión es contraria a la intuición habitual. En este caso, consideramos que la intuición se equivoca puesto que se basa en una metafísica falsa.

5
Incoherencias sobre la locura

El problema que discutiremos en este capítulo no es metafísico, sino político. Es un tema relacionado con la justicia. El moscardón de la ética médica pondrá a prueba la lógica de las leyes y las políticas que afectan a quienes sufren alguna enfermedad mental, y detectará deficiencias. Pero antes abordaremos una dificultad aún más arraigada. La propia cuestión de qué debe contemplarse como enfermedad mental está cargada de prejuicios políticos y sociales.

En 1851, el doctor Samuel Cartwright publicó un artículo en una revista médica de Nueva Orleans en el que describía la enfermedad mental de la drapetomanía, un mal que padecían los esclavos negros y que se manifestaba por la tendencia a huir de sus amos blancos.

En 1952 se publicó la primera edición del *Manual diagnóstico y estadístico de los trastornos mentales* de Estados Unidos (*Diagnostic and Statistical Manual of Mental Disorders*). La homosexualidad se incluyó en la lista de los trastornos mentales, y esta categoría se corroboró en 1968. En 1973, la Asociación Estadounidense de Psiquiatría votó, por un pequeño margen, a favor de eliminar la homosexualidad de la lista de los trastornos mentales.

El sistema para catalogar enfermedades que se utiliza en la mayor parte de Europa es la *Clasificación Internacional de Enfermedades*, publicada por la Organización Mundial de la Salud. La edición actual incluye el fetichismo como trastorno mental. Se describe como: «Dependencia de un objeto inanimado para estimular la excitación y la satisfacción sexuales […] como prendas de vestir o calzado». ¿Seguirá contemplándose el fetichismo como un trastorno mental dentro de veinte años? ¿Debería?

El ejemplo de la homosexualidad evidencia los problemas éticos que pueden llegar a plantear las políticas que permiten tratar médicamente a estas personas, aunque sea contando con su consentimiento pleno. Hace dos generaciones la gente buscaba de forma voluntaria un «tratamiento» para curar la homosexualidad. La medicina ofrecía la posibilidad de modificar la orientación sexual. Ahora nos parecería mal que la sociedad esperara que los profesionales médicos fueran cómplices de estas prácticas. El problema estaba en las actitudes sociales, no en que hubiera una enfermedad, y estas actitudes pueden llegar a ser muy perniciosas cuando se incluyen en los documentos políticos y la legislación por los que se rigen estos tratamientos. Lo que debe catalogarse como enfermedad mental puede llegar a plantear problemas éticos incluso con el consentimiento voluntario de los tratamientos por parte de las personas afectadas.

A diferencia de la mayoría de las especialidades médicas, la psiquiatría tiene potestad para imponer en determinadas condiciones un tratamiento en contra de la voluntad del individuo. Hay quien sostiene que esto es siempre un error, pero para cuestionar esta postura basta con presenciar la angustia que llegan a experimentar las personas con esquizofrenia sin tratar. Una enfermedad mental puede influir en la capacidad de una persona para entender lo que sucede e impedirle ver que está enferma y que el tratamiento será bueno para ella. La mayoría de las democracias liberales dispone de procedimientos formales que otorgan a los psiquiatras esta facultad para imponer un tratamiento y de hacerlo, además, por razones humanitarias. Pero, tal como ilustra el ejemplo de la drapetomanía, es posible abusar de esa facultad y así se ha hecho en ciertos regímenes represivos cuando se ha diagnosticado la disidencia política como trastorno mental.

Asimismo es posible retener a las personas con trastornos mentales de forma segura en contra de su voluntad no solo para tratarlas a ellas, sino también para velar por la seguridad de los demás. En este caso se trata igualmente de una práctica humanitaria. Muchos de nosotros querríamos que nos retuvieran para que no ejerciéramos ninguna violencia contra otras personas si sufriéramos un trastorno mental que implicara, por ejemplo, el delirio de que nos están atacando. Un hospital psiquiátrico parece un lugar más apropiado que una prisión para estas retenciones. Sin embargo, una vez más, esta práctica se presta a cometer abusos, y no solo en las sociedades represivas. En este capítulo aportaremos argumentos para demostrar que las personas con trastornos mentales sufren una doble injusticia como resultado de las políticas actuales, incluso en las democracias liberales.

Actitudes delictivas y enfermedades mentales

El derecho penal es el que se ocupa sobre todo de las situaciones en que una persona hace daño a otra. En el derecho inglés, y en el de muchos otros países, es necesario demostrar que una persona cometió un delito para considerarla culpable; y también que el estado mental en el que se encontraba esa persona era el necesario para considerarla responsable de ese delito. El primero de estos aspectos se denomina *actus reus* («acto culpable») y el segundo, *mens rea* («mente culpable»).

Si una persona aquejada de una enfermedad mental comete lo que cabría considerarse un delito, puede ser declarada «inocente» porque, debido a la enfermedad, no es responsable de sus actos. En pocas palabras: su cuerpo cometió el acto, pero su mente no cometió el delito.

Un caso grave ocurrido en Inglaterra fue el de Daniel McNaughten, que sufrió el delirio, entre otros, de que el partido Tory estaba conspirando para asesinarlo, así que decidió matar a su líder, Robert Peel. En 1843, disparó contra el secretario privado de Peel, pero le impidieron realizar un segundo disparo. McNaughten fue absuelto del cargo de asesinato por razones de locura y fue enviado a un hospital psiquiátrico de seguridad. El caso propició la elaboración de una normativa (las «Reglas de McNaughten») para determinar cuándo hay que considerar a alguien inocente por motivos relacionados con la locura.

Proteger a la sociedad de personas peligrosas

Cuando una persona sin ningún trastorno mental comete un delito violento de suficiente gravedad suele ser enviada a prisión, en parte para que pague por ello (merece un castigo) y en parte para proteger a la sociedad.

Hay dos principios liberales esenciales que se han introducido en el derecho penal y que forman parte del Convenio Europeo de Derechos Humanos:

1. Si una persona (aún) no ha cometido un delito, no puede ser detenida por el mero hecho de que se espere que lo cometa en algún momento.
2. Toda persona tiene derecho a reincorporarse a la comunidad una vez que haya cumplido su pena de prisión, aunque algunos delitos puedan conllevar una condena de por vida.

Utilizaremos la expresión «detención preventiva» para referirnos al acto de recluir a alguien (en una prisión u hospital psiquiátrico penitenciario) con el fin de proteger a los demás en una de las situaciones siguientes o en ambas: cuando la persona (aún) no ha cometido un acto violento; cuando la persona ha cometido un acto violento y permanece recluida en un entorno de seguridad mientras dura la pena de prisión impuesta como consecuencia de dicho acto. Los dos principios liberales anteriores se pueden reformular así: «La detención preventiva de una persona no está permitida». Se ha intentado imponer sentencias especiales que vinculan la duración del encarcelamiento con evaluaciones continuas del riesgo que entraña una persona para la sociedad, pero no han resistido la prueba del tiempo y en general se consideran injustas.

Sin embargo, el reconocimiento de esta injusticia en el ámbito político no es extensivo a las personas que sufren un trastorno mental. Quien cometa un acto violento como consecuencia de una enfermedad mental, puede quedar recluido en un hospital psiquiátrico durante todo el tiempo que se considere un peligro suficiente para los demás. Esto puede implicar una cantidad de tiempo mucho mayor que la que pasaría en prisión un delincuente sin un trastorno mental diagnosticado por cometer un acto violento similar. De hecho, cualquier persona con un trastorno mental puede ser considerada un peligro para la sociedad y sufrir reclusión, aunque aún no haya cometido ningún acto violento. Lo que nos preocupa aquí es la desigualdad de trato entre quienes sufren un trastorno mental diagnosticado y quienes no.

Por supuesto, es importante la cuestión de política pública relacionada con la forma en que la sociedad debe protegerse de las personas que suponen un riesgo significativo de daño para los demás. El argumento que queremos esgrimir aquí guarda relación con la coherencia. Si dos personas: A, que padece una enfermedad mental, y B, que no padece ninguna enfermedad mental, entrañan el mismo riesgo para los demás, entonces, si es admisible detener preventivamente a A (por ese riesgo de daño), también lo será hacerlo con B. Por el contrario, si es incorrecto detener preventivamente a B (tal como establece la legislación europea), entonces también será incorrecto detener a A. De lo contrario, estamos discriminando a las personas que padecen una enfermedad mental.

¿Hay razones que expliquen esta discriminación aparente? Se nos ocurren cuatro, pero en nuestra opinión ninguna de ellas justifica una postura diferente frente a la detención preventiva.

1. La persona con una enfermedad mental es más peligrosa.
2. La valoración del riesgo de daño es más fiable en el caso de quienes sufren enfermedades mentales.
3. Es posible que la prolongación del internamiento en un hospital favorezca más una mejoría de la enfermedad mental y reduzca más el riesgo de causar daños a terceros. Sería un error dar de alta a un paciente del hospital psiquiátrico penitenciario si un internamiento más prolongado reduciría el riesgo.
4. Lo que quiere una persona cuando sufre una enfermedad mental no es igual que lo que querría si estuviera curada de ella. Lo habitual es que los enfermos mentales en internamiento preventivo continúen siendo enfermos crónicos. Por eso sigue existiendo el riesgo de que dañen a otras personas, y por eso continúan recluidos. Al menos en teoría, es posible diferenciar entre lo que quiere una persona enferma y lo que esa misma persona querría si estuviera sana. También es razonable afirmar que sus verdaderos deseos se corresponden con los que tendría estando sana, y que estos deseos serían someterse a una detención preventiva en caso de seguir enferma y de suponer un peligro para los demás. Respetar los verdaderos deseos y la autonomía de esa persona estando sana im-

plicaría someterla a una detención preventiva mientras esté enferma (y sea peligrosa).

Consideremos ahora cada una de estas cuatro razones por separado.

La primera razón es irrelevante. La situación que estamos considerando es aquella en la que ambas personas (tanto la que sufre una enfermedad mental diagnosticada como la que no) entrañan el mismo riesgo de daño para los demás. De hecho, la ley en Inglaterra no permite la detención preventiva de personas peligrosas sin trastorno mental diagnosticado bajo ninguna circunstancia.

La segunda razón podría proporcionar un motivo débil para adoptar una aproximación diferente en caso de ser cierta, pero no lo es. Es muy difícil evaluar el riesgo de que alguien cause daños a terceros, tanto si se trata de una persona con trastorno mental como si no. En cualquier caso, la cuestión que se debate aquí es si el riesgo de daño justifica una detención preventiva. El grado de incertidumbre sobre la estimación del riesgo podría cambiar el umbral, pero no el principio de la detención preventiva.

La tercera razón no justifica que se trate a las personas con enfermedades mentales de forma diferente a las que no las sufren. En ambos casos, una persona detenida puede suponer un menor riesgo de daño para los demás si continúa recluida. Si esta reducción continua del riesgo justifica la detención preventiva de las personas con enfermedades mentales, también justifica la detención preventiva de personas sin enfermedades mentales.

La cuarta razón constituye el mejor argumento, pero también resulta poco convincente. La distinción entre lo que una persona quiere cuando sufre una enfermedad mental y lo que quiere cuando está sana solo es posible si hay manera de conocer las opiniones de esa persona cuando está bien. Pero muchos de los enfermos mentales violentos son personas con enfermedades mentales crónicas o con trastornos de la personalidad. En ninguno de los dos casos es probable disponer de buenos datos sobre sus «deseos verdaderos» cuando están bien. Además, no hay ninguna razón de peso para esperar que en estos casos la persona desee estar recluida y llevar una vida que implique una limitación considerable de sus libertades. A falta de esas informaciones, parece muy cuestionable mantener recluida a una persona con el argumento de que así se respeta su autonomía.

Concluimos, pues, que si consideramos correcto que la sociedad efectúe detenciones preventivas de las personas con enfermedades mentales y cierto grado de riesgo de daño para los demás, entonces deberíamos hacer lo mismo con las personas que no padecen enfermedades mentales. Y, a la inversa, si la detención preventiva nos parece una vulneración inaceptable de los derechos humanos en el caso de las personas sin enfermedad mental, también será una vulneración inaceptable de los derechos humanos en el caso de las personas con enfermedad mental. Dejamos abierto cuál debería ser el camino a seguir. Lo que queremos señalar es que la postura actual es insostenible porque es incoherente e injusta. Y las políticas deberían modificarse en consecuencia.

Imposición de un tratamiento por el bien de la persona con enfermedad mental

La doble injusticia a la que se enfrentan las personas con una enfermedad mental y a la que hemos hecho referencia con anterioridad en este capítulo consiste en que no solo sufren discriminación con el fin de proteger a los demás, sino también con el objetivo de protegerlas de sí mismas. Un viejo principio de la ética y la legislación médicas es que quienes están enfermos pero conservan la capacidad mental para tomar decisiones propias, tienen la posibilidad de rechazar un tratamiento beneficioso aunque eso les cueste la vida. Un ejemplo clásico lo encontramos cuando un testigo de Jehová se niega a recibir una transfusión de sangre, aunque sin ella corra el peligro de morir. Este principio se aplica en el tratamiento de enfermedades físicas. Sin embargo, en muchos países, incluido Reino Unido, no se aplica a los enfermos mentales. Por ejemplo, en virtud de la Ley de Salud Mental Inglesa (English Mental Health Act), una persona con un trastorno mental puede ser tratada de esa enfermedad a pesar de renunciar a ello estando en plenas facultades mentales para no dar su consentimiento. Este es un trato injusto, a menos que demos por hecho que toda persona con un trastorno mental carece *ipso facto* de la capacidad mental para negarse a recibir un tratamiento. Pero no es así. Algunas personas con un trastorno mental no tienen capacidad de decisión. Pero otras sí. Podemos considerar correcto o incorrecto imponer un tratamiento para salvar la vida a un paciente con plenas facultades mentales para rechazarlo. Pero lo que no es válido es que cambiemos de opinión en función de si la persona en cuestión tiene o no un trastorno mental. Hacerlo es discriminar, una vez más, a quienes padecen una enfermedad mental. De nuevo, las políticas deberían modificarse en consecuencia.

6

Ayudar a quien ayuda

Los capítulos 4 y 5 pueden crear la impresión de que quienes trabajan en ética médica son un colectivo bastante fastidioso. Al hurgar en los argumentos, señalar las incoherencias y cuestionar palabras concretas, es poco probable que se hagan querer entre los profesionales de la salud o los responsables políticos. Se podría aceptar a regañadientes que estos moscardones, estos críticos de lo establecido, sirven para algo útil, pero difícilmente serán bienvenidos en una sala de hospital. Al fin y al cabo, Sócrates, el primer moscardón filósofo, fue condenado a muerte por las autoridades atenienses.

En este capítulo y en el 7 veremos que la ética médica también cumple una función muy diferente: la de dar apoyo a los profesionales de la salud angustiados y a los responsables políticos desorientados. Encontramos una analogía en el papel que ha desempeñado la medicina basada en hechos de los últimos años. La exigencia de ofrecer una medicina basada en datos o hechos ha supuesto para los médicos e investigadores el desafío de aportar pruebas claras en las que basar y con las que justificar las decisiones clínicas. Pero, aunque esta exigencia ha conducido al cuestionamiento de lo establecido, también ha servido de apoyo dentro de la medicina clínica, porque esclarece los criterios de evaluación de las buenas pruebas científicas y permite recopilar dichas pruebas. Sin embargo, sigue habiendo muchas situaciones clínicas en las que no está nada claro cuál es la decisión científica correcta. Un tratamiento puede ofrecer ciertas ventajas frente a otro y, al mismo tiempo, suponer desventajas. Además, a pesar de los resultados obtenidos a través de grandes ensayos clínicos, puede ser difícil predecir cómo responderá un paciente concreto a un tratamiento determinado. No siempre existe una sola respuesta correcta (un tratamiento mejor que otro) pero, para el buen ejercicio clínico, sigue siendo crucial que la decisión que se adopte, sea cual sea, derive de una consideración razonada de las cuestiones y los hechos relevantes. Además, los buenos profesionales clínicos querrán justificar de manera adecuada la decisión tomada. Para ello pueden recurrir a su experiencia en farmacología o fisiología, o a la evaluación de los hechos. La experiencia puede haberse adquirido por uno mismo o se puede buscar en el consejo y la ayuda de otra persona que ya cuente con dicha experiencia.

Lo mismo que sucede con los aspectos científicos de la asistencia médica, también ocurre con los aspectos éticos. Cuando una situación es compleja desde un punto de vista ético, cuando hay razones éticas que respaldan distintas formulaciones de la atención al paciente, los buenos profesionales de la salud querrán asegurarse de que las decisiones se tomen tan solo tras las consideraciones adecuadas. Para ello necesitarán tener cierta experiencia en ética médica. Y estos conocimientos pueden provenir de sí mismos o se pueden buscar en alguien que cuente con ellos: otro cuidador o un especialista en ética médica, es decir, una persona con formación especial en los aspectos éticos de la asistencia médica.

En este capítulo mostramos cómo se puede introducir el respaldo de la ética médica para mejorar el análisis ético y las buenas prácticas asistenciales. Hemos elegido un ejemplo tomado de un contexto ajeno a la medicina propiamente dicha, de una actividad que no suele atraer la mirada de los especialistas en ética médica: el cuidado cotidiano de personas con demencia en residencias. Lo hemos hecho así con toda la intención. A medida que aumenta el número de personas que llegan a la vejez en todo el mundo, se vuelve cada vez más común una enfermedad cuya incidencia crece con la edad: la demencia. Urge abordar la cuestión de cómo atender a las personas con demencia, y de cómo afrontar los problemas éticos que surgen durante la prestación de esos cuidados diarios. En nuestra opinión, la ética médica incluye desentrañar los problemas éticos a los que se enfrentan los cuidadores debido a cualquier enfermedad. De hecho, los médicos y otros profesionales de la salud pueden verse implicados en todos los aspectos relacionados con el cuidado de personas con enfermedades crónicas. Centrarse tan solo en las cuestiones admitidas como parte de la prestación de asistencia médica a las personas con demencia es arriesgarse a hacer invisibles los problemas habituales y cotidianos de quienes se afanan por solventarlos.

La ética médica como servicio de guardia

En algunos hospitales, sobre todo en Estados Unidos, el apoyo ético se ha convertido en una actividad profesionalizada. Los proveedores de asistencia médica contratan a consultores de ética médica que permanecen disponibles en todo momento (de guardia) para consultas relacionadas con los problemas éticos que surgen durante la atención al paciente. En Reino Unido, los especialistas en ética médica rara vez desempeñan estas funciones profesionales y más bien forman parte de comisiones de ética clínica o de grupos consultivos que se convocan en un ámbito médico o asistencial. Estas comisiones, que suelen consistir en una combinación de diferentes profesionales de los cuidados, analizan casos específicos considerados éticamente problemáticos por quienes trabajan en el hospital o la comunidad.

En la práctica médica moderna, los equipos multidisciplinares son cruciales para garantizar una atención al paciente mejor organizada. Desempeñan una función esencial, puesto que proporcionan una red de apoyo para compartir y resolver problemas éticos. Esto permite identificar puntos de vista opuestos entre los miembros del equipo y resolver las posibles dificultades para adoptar una decisión firme desde un punto de vista ético. Pero, en ocasiones, se produce un desacuerdo tan grande entre los miembros del equipo que parece imposible llegar a una conclusión ética correcta. Otras veces hay que tomar decisiones especialmente graves o trascendentes. Cuando ocurre esto, cabe la posibilidad de convocar a los especialistas en ética médica a las reuniones del equipo médico o a las rondas de visitas en planta para ofrecer una opinión ética: el especialista en ética se convierte así en parte del equipo que tomará las decisiones clínicas. Una residencia asistencial se vio en la siguiente situación.

El caso del objetor de conciencia con amapola en la solapa

Un miembro del personal, Anne, describió lo sucedido:

> Faltaba poco para que llegara el Remembrance Sunday («Domingo del Recuerdo»), el día de noviembre en que se conmemora la participación de los hombres y mujeres británicos y de la Commonwealth en las dos guerras mundiales y otros conflictos armados posteriores. Un veterano de guerra había visitado la residencia para vender amapolas, la flor que se luce tradicionalmente en la solapa para la ocasión. Repartimos las amapolas entre los usuarios del centro. El personal decidió organizar para los residentes una actividad que incluía ver los actos conmemorativos de ese día en la televisión el domingo por la mañana en el salón principal. El personal sabía que tres de los residentes habían sido combatientes de guerra y pensó que aquella actividad agradaría a todos.
>
> Sin embargo, el viernes previo a la celebración, la hija del señor Andrews, uno de los residentes, visitó a su padre y se sorprendió al ver que lucía una amapola en la solapa de la chaqueta. La hija del señor Andrews informó a Anne de que su padre había sido objetor de conciencia toda la vida. Dijo que se habría sentido avergonzado si antes de padecer demencia hubiera sabido que acabaría en una residencia luciendo una amapola

y viendo en televisión la ceremonia del Remembrance Sunday.

Anne retiró la amapola de la chaqueta del señor Andrews e informó al resto del personal de que no debía participar en la actividad colectiva del domingo. A ella le pareció que esa era la manera correcta de tratar al señor Andrews con respeto.

Sin embargo, el domingo por la mañana, otro miembro del personal proporcionó al señor Andrews otra amapola y lo animó a participar en la celebración del Remembrance Sunday. Cuando Anne se dio cuenta de lo que estaba ocurriendo, le quitó la amapola al señor Andrews y lo sacó del salón. El señor Andrews se enfadó. Intentó arrebatarle la amapola a Anne y volver a entrar en el salón.

Otros miembros del personal manifestaron con rotundidad la opinión de que Anne había actuado mal al causar esa angustia al señor Andrews. Desde entonces, Anne había dormido fatal preocupada por si había actuado o no como debía.

Este caso es un ejemplo de una cuestión ética que se plantea con frecuencia en el ámbito del cuidado de personas con demencia: cómo equilibrar las preferencias y valores anteriores de la persona con sus intereses actuales cuando ambos entran en conflicto. El problema puede adoptar diferentes formas, dependiendo de las circunstancias específicas. Por ejemplo, la duda podría estar en si debe respetarse el compromiso de una persona con el vegetarianismo antes de padecer demencia; o si es ético impedir que dos hombres con demencia mantengan tocamientos sexuales mutuos que parecen placenteros para ambos, aunque los dos se declararan heterosexuales con anterioridad. En el recuadro 9 se presentan otros ejemplos de situaciones problemáticas desde una perspectiva ética que surgen durante el cuidado cotidiano de personas con demencia.

Recuadro 9. Algunas situaciones éticamente problemáticas que surgen durante el cuidado de personas con demencia

Establecer un equilibro entre libertades y riesgos

Las personas con demencia pueden ponerse en peligro de maneras diversas. Pueden salir a la calle y perderse, y jugarse la vida en medio del tráfico o por sufrir hipotermia. Pueden correr el riesgo de ingerir alimentos mal conservados o de usar de forma inadecuada ciertos aparatos eléctricos. ¿Hasta qué punto debemos coartar la libertad de una persona (por ejemplo, encerrarla en su casa) o utilizar dispositivos de vigilancia o apartarla de su propio hogar y llevarla a una residencia para reducir al mínimo estos riesgos?

Establecer un equilibrio entre los intereses de diversas personas

Permitir la libertad de una persona puede interferir con los intereses de otros residentes o pacientes de un centro de atención y cuidados. Algunas personas gritan casi de manera constante si no se les administra algún tipo de sedación. Algunas deambulan y entran en las habitaciones de otras.

¿Hasta qué punto hay que restringir la libertad o imponer una sedación a una persona por el bien de otras?

Recurrir a engaños

Hay personas con demencia que rechazan cualquier medicación y la escupen o se niegan a metérsela en la boca. ¿Está justificado en algún caso el suministro encubierto de medicación, por ejemplo, ocultándola en la comida? ¿Cambia en alguna medida la respuesta dependiendo de si la medicación es para tratar la diabetes, la insuficiencia cardíaca o es un sedante para que la persona en cuestión no moleste al resto por la noche?

Recurrir a mentiras

Una mujer con demencia se olvida sin cesar de que su marido ha muerto y pregunta con frecuencia por él. Cuando le dicen que ha muerto, monta en cólera. ¿Deben los cuidadores comunicarle siempre, o incluso con regularidad, que su marido ha muerto, o deben recurrir a una mentira piadosa, por ejemplo, diciéndole «volverá en una o dos horas», si saben que antes de que transcurra ese tiempo se habrá olvidado ya de su marido?

Durante la reunión de ayuda ética que se convocó para analizar esta situación se consideraron varias cuestiones.

Cuestión 1: ¿en qué medida sigue siendo el señor Andrews la misma persona que antes de sufrir demencia?

Cuando Anne expuso lo ocurrido, quedó claro que su incertidumbre era compartida por la mayoría del resto del personal. Uno de los cuidadores, Steve, defendió que, puesto que el señor Andrews ya no era capaz de recordar los valores que tenía cuando era objetor de conciencia, ya no conservaba esos valores. Para Steve las personas cambian a lo largo de la vida, y los valores solo son relevantes en la medida en que se sigan considerando como propios. Según Steve, la demencia ha provocado un cambio en los valores del señor Andrews, y su objeción de conciencia anterior era ya irrelevante.

Anne respondió que es un error decir que para él ya no era un valor la objeción de conciencia. El hecho de que no recordara haber defendido este valor no lo volvía irrelevante. No es que hubiera cambiado de opinión. Steve respondió que, aunque la demencia no había cambiado la mentalidad del señor Andrews, su mente sí lo había cambiado a él. En gran medida ya no era el mismo hombre. El señor Andrews actual, concluyó Steve, no era objetor de conciencia. Anne discrepó. Aunque aceptaba que el señor Andrews había sufrido cambios notorios desde que sufría demencia, sin embargo «para todos los que lo conocen, el señor Andrews sigue siendo el señor Andrews. El hombre que estamos cuidando sigue siendo el mismo».

Recuadro 10. Dos nociones de la identidad personal

Ha habido numerosas interpretaciones filosóficas diferentes del concepto de identidad personal. En el ámbito del cuidado de la demencia, han sido dos las formas más influyentes de conceptualizar la identidad.

1. La interpretación de la continuidad psicológica

De acuerdo con esta concepción, lo que nos convierte en la misma persona es la continuidad que mantienen las características psicológicas del individuo a lo largo del tiempo: recuerdos, intenciones, pensamientos, creencias, estados emocionales y temperamento. Desde este punto de vista, la identidad personal se corresponde con el grado de relación que mantienen las características psicológicas de un individuo a lo largo del tiempo. Una de las implicaciones de ello es que con el paso del tiempo, a medida que experimentamos cambios psicológicos, también cambia en cierta medida nuestra identidad. En lugar de considerar la identidad como un todo o nada, es decir, yo soy la misma persona a lo largo de toda mi vida y tú eres una persona completamente distinta, la identidad se considera una cuestión de grado. Yo soy, solo hasta cierto punto, la misma persona que mi yo de 16 años.

Tal vez la mejor manera de entender esta concepción la ofrezca el siguiente experimento mental (que ha servido de base a numerosas novelas y películas de ciencia ficción). Consideremos dos personas, la persona A y la persona B. Una mañana se produce una extraña transformación. La persona con el aspecto físico de A (la persona con el cuerpo de A) tiene todos los recuerdos, pensamientos, personalidad y otros rasgos psicológicos de la persona B; y viceversa. La persona con el cuerpo de A se despierta pensando que es B y se lleva una sorpresa al verse en el espejo. Del mismo modo, la persona con el cuerpo de B cree ser A, al menos hasta que también ella se mira en el espejo. La pregunta es: ¿quién es ahora la misma persona que la que el día anterior era A? La intuición nos lleva a responder que esa persona se corresponde con la que tiene la misma constitución psicológica que la persona que fue A, aunque ahora ocupe el cuerpo de B. Esta intuición es la que da lugar a la interpretación psicológica de la identidad personal.

Derek Parfit, quien desarrolló ampliamente este punto de vista, reconoció que entra en conflicto con la percepción cotidiana que tenemos de lo que es una persona. Sin embargo, pensó que esto nos libera de la forma en que solemos ver nuestro paso por la vida, lo cual tiene consecuencias positivas para todos nosotros. Él lo expresó con elocuencia de la siguiente manera:

> Mi vida parecía un túnel de cristal que yo recorría más deprisa cada año y al final del cual había oscuridad [...] Cuando cambié la forma de verlo, las paredes de aquel túnel de cristal desaparecie-

ron. Ahora vivo al aire libre. Sigue habiendo una diferencia entre mi vida y la de los demás, pero ahora es menor. Los demás están más cerca. Me preocupa menos el resto de mi vida y más la vida de los demás.

En relación con la atención y el cuidado de la demencia, esta interpretación implica que los cambios asociados a la pérdida de memoria, el deterioro cognitivo y la variación de personalidad que conlleva la enfermedad obligan a valorar a quien la padece como una persona diferente a la que existía antes de la aparición de la demencia, al menos en una medida significativa.

2. La concepción del agente encarnado situado

Según esta interpretación, defendida sobre todo por el filósofo y médico Julian Hughes, la vida de una persona, entendida como la existencia vivida en relación con otras, es un factor determinante de la identidad personal. Lo importante es la historia vital del individuo que conecta la identidad de esa persona con su cuerpo, con los detalles existenciales que esta persona construye para sí misma y que otras personas construyen en torno a esa persona con el paso del tiempo.

En relación con el cuidado y la atención de la demencia, esta interpretación de la identidad implica que la aparición de la demencia tiene un impacto bastante reducido en la identidad individual. La persona sigue existiendo en el mismo cuerpo y, por lo general, mantiene relación con muchas de las personas que dan sentido a su vida. La identidad personal perdura incluso con demencia avanzada, de tal modo que la enfermedad no es más que un aspecto de la vida de la persona que se incorpora a la historia que contamos sobre nosotros mismos y sobre los demás.

Este debate plantea algunas cuestiones filosóficas difíciles sobre cómo debe entenderse la identidad de una persona cuando esta sufre un deterioro cognitivo. A este respecto, el especialista en ética médica brindó una explicación breve de dos interpretaciones de la identidad personal relevantes para el debate (véase el recuadro 10). El punto de vista de Steve parece cercano a la interpretación de la «continuidad psicológica». Para él, basar las decisiones actuales en los valores por los que se rigió antaño el señor Andrews sería como secuestrar al señor Andrews actual y tratarlo como si fuera otra persona.

La respuesta de Anne concuerda con la concepción del agente encarnado situado. En su opinión, el señor Andrews no ha cambiado de identidad. Además, aunque ya no recuerde que fue objetor de conciencia, no ha rechazado su opinión anterior: solo ha perdido la capacidad cognitiva para formarse una opinión. Para ella, respetar al señor Andrews incluye respetar aspectos de su vida previa a la irrupción de la demencia y, en particular, respetar los valores que él consideraba importantes.

Cuestión 2: aunque el señor Andrews no fuera la misma persona que antes, ¿debería influir eso en sus cuidados?

A medida que avanzó la discusión, otro miembro del equipo de cuidadores, Simon, dijo que el señor Andrews a veces rememora aspectos de su vida anterior a la irrupción de la demencia, y guarda buenos recuerdos de ellos. Para Simon, este dato es significativo. Anne dijo entonces que, aunque la interpretación de la continuidad psicológica fuera correcta en teoría, era tan contraria a las buenas prácticas ya instauradas para la planificación de cuidados avanzados que no podía emplearse para guiarse en la práctica sin cambiar lo que se consideran buenos cuidados en términos generales.

Estas dos cuestiones ponen de manifiesto otras dos razones en favor del argumento de que el señor Andrews es la misma persona que era antes de sufrir demencia.

En primer lugar, el hecho de que el señor Andrews pudiera recordar y refrendar aspectos de su vida previa a la demencia significaba que, incluso en la interpretación que asume la continuidad psicológica de la persona, seguía siendo en buena medida la misma persona.

En segundo lugar, la consideración de que el señor Andrews de hoy es una persona tan diferente al señor Andrews de antes que sus valores previos se vuelven irrelevantes no solo va en contra de la concepción actual de la planificación anticipada de los cuidados, sino también de muchas leyes y prácticas existentes. Las leyes de Reino Unido, Estados Unidos y muchos otros países exigen que se tengan en cuenta los deseos, valores e indicaciones previos de una persona cuando pierde la capacidad mental para tomar sus propias decisiones. Desde luego, es muy posible que estas leyes y prácticas estén equivocadas. Sin embargo, la consideración de que el señor Andrews actual es una persona diferente del señor Andrews del pasado que no estaba aquejado de demencia tiene una implicación problemática: en tal caso parecería improcedente utilizar los ahorros del señor Andrews de antes para facilitar la vida del señor Andrews actual.

El grupo llegó a la conclusión de que los argumentos a favor de que el señor Andrews es la misma persona ahora que antes de la aparición de la demencia eran los más sólidos y que, por lo tanto, era relevante la defensa del valor de la objeción de conciencia que había mantenido el señor Andrews en el pasado: brindaba una razón para actuar tal como había hecho Anne. Aun así, el equipo identificó otra gran duda: ¿debía prevalecer el valor de la objeción de conciencia que había mantenido el señor Andrews a lo largo de gran parte de su vida sobre sus preferencias y bienestar actuales?

Cuestión 3: ¿debe prevalecer el bienestar actual del señor Andrews sobre sus deseos pretéritos?

Anne sostuvo que los valores que condicionan nuestra existencia a lo largo de los años son los que nos definen como individuos únicos y, por tanto, deben tener gran peso para guiar las decisiones que se tomen en nuestro nombre cuando sufrimos demencia. Según dijo, esto permite al individuo mantener el control sobre su vida, incluso en un momento en el que tomar decisiones simples puede resultar difícil debido a la enfermedad. Mary, también miembro del personal, dijo que si se trataba de una cuestión de control, deberían haber dejado que el señor Andrews luciera la amapola y se quedara en el salón: Anne lo habría controlado al intervenir.

El debate pasó a continuación del control al bienestar.

Los miembros del personal se plantearon si la actuación de Anne había mejorado en general el bienestar del señor Andrews. En ese momento, el especialista en ética médica intervino para señalar que eso cuestionaba el significado mismo del concepto de bienestar. Planteó que quienes dieran prioridad a los valores previos del individuo para favorecer su bienestar, tendrían que aceptar que la mejora del bienestar exigiría en algunas ocasiones causar una angustia deliberada en los residentes. A todos los miembros del personal les resultó difícil aceptar esta conclusión. Y resolvieron que, si la prioridad ética era perseguir el mayor bienestar para las personas enfermas, lo correcto habría sido permitir que el señor Andrews se quedara la amapola y permaneciera en el salón. Esto animó al grupo a replantearse el peso que hay que dar al respeto de los valores previos del señor Andrews.

Llegados a este punto, Steve propuso un nuevo argumento: aunque el señor Andrews sufra demencia, eso no significa que debamos ignorar sus deseos actuales o suponer que la demencia le impide tenerlos. Con su comportamiento –al intentar recuperar la amapola y quedarse en el salón– expresó con claridad sus deseos actuales. Para Steve la cuestión no consistía tan solo en encontrar un equilibrio entre los valores y deseos pretéritos y el bienestar actual, sino también entre los valores previos y los deseos actuales, y Steve concluyó diciendo: «¿No tiene derecho el señor Andrews a actuar de acuerdo con sus preferencias inmediatas, aunque estas no estén razonadas?».

Al final, el grupo llegó a la conclusión de que reducir la angustia del señor Andrews y respetar sus deseos actuales, expresados a través de su comportamiento, pesan más que respetar los valores que él defendía antes de sufrir demencia. Aunque esta conclusión no avaló la actuación de Anne, ella se sintió secundada por el debate que había mantenido el grupo, puesto que en él se habían analizado con seriedad las razones que respaldaban su actuación. El debate condujo a otras dos decisiones prácticas. En primer lugar, que dos miembros del personal informaran a la hija del señor Andrews sobre lo sucedido y sobre el debate mantenido por el equipo. En segundo lugar, puesto que el episodio había evidenciado que no existía un sistema eficaz para informar a todos los miembros del personal sobre los valores previos de los residentes, ni para debatir cómo y hasta qué punto respetarlos, habría que poner en marcha algún sistema de ese tipo.

Quien nos lea podrá estar de acuerdo o no con la conclusión a la que llegó el equipo. Hay buenas razones para legitimar la actuación de Anne, pero también la conclusión del grupo. Los argumentos éticos, al igual que los datos científicos, pueden servir para que una persona llegue a una conclusión razonable, y otra a otra. Al final, hay que tomar una decisión. Sin embargo, es importante que los profesionales de la salud y otros cuidadores tomen sus decisiones partiendo de un análisis adecuado de las cuestiones esenciales. Y la sociedad tiene toda la razón para pedir cuentas a esos profesionales y exigirles una justificación razonada de las decisiones tomadas y las medidas adoptadas.

Establecer comparativas entre distintos casos

Para comprobar y revisar la validez de una decisión y los motivos de la misma, tal vez resulte de utilidad establecer algunas comparaciones con otros casos. He aquí algunos ejemplos, aunque cada cual podrá añadir muchos más.

1. Considérese el mismo caso planteado aquí con la ligera diferencia de que el señor Andrews hubiera dejado una declaración escrita muy poco después de la irrupción de la demencia manifestando que, en caso de necesitar cuidados por parte de otras personas, deseaba que estas respetaran plenamente su defensa de la objeción de conciencia.

2. Los familiares de un hombre con demencia solicitan en la residencia que no le den de comer carne, puesto que él era vegetariano antes de sufrir esta enfermedad. El personal solo le suministra comida vegetariana. Sin embargo, durante el desayuno, cuando la mayoría de los residentes recibe un desayuno típico inglés, él intenta, y a veces consigue, comerse la panceta y las salchichas que hay en el plato de otros residentes, y los engulle con gran placer. ¿Qué debe hacer el personal? ¿Debe tenerse en cuenta la razón por la que decidió hacerse vegetariano en el pasado, por ejemplo, si fue una elección ética pensando en el bienestar de los animales, si fue un compromiso basado en creencias religiosas, o si simplemente lo hacía porque le gustaba más la comida vegetariana?

3. Una viuda que estuvo felizmente casada durante casi sesenta años sufre demencia y recibe cuidados en una

residencia. Allí inicia una relación con otro residente y ambos mantienen algunos tocamientos de carácter sexual. Cuando el hijo de la mujer repara en lo que está sucediendo, comunica al personal que debe impedir que exista esa relación o que mantengan contacto físico de algún tipo: «A mi madre la habría horrorizado pensar que podría hacer esas cosas con un hombre que no fuera mi padre». ¿Debería intervenir un miembro del personal para evitar que esta nueva relación vaya a más, tal vez manteniendo separados a ambos residentes? En ocasiones se producen tocamientos sexuales entre residentes del mismo sexo, cuando ambas personas se habían considerado como heterosexuales durante toda su vida y jamás habían expresado con anterioridad una preferencia sexual por personas de su mismo sexo. ¿Debería marcar alguna diferencia este detalle en particular en la actuación del personal asistencial? Uno de los argumentos para defender que existe una diferencia ética entre esta situación y la primera se basa en la afirmación de que la identidad sexual de las personas (es decir, si se consideran heterosexuales, homosexuales, bisexuales, etc.) es un rasgo de la identidad de su ser más esencial que la decisión de mantener comportamientos sexuales inesperados con personas del sexo por el que tienen una preferencia sexual constante.

7
Establecer un procedimiento justo

En enero de 1997, Tony Bullimore intentó dar la vuelta al mundo durante la regata Vendée Globe. Había llegado a las peligrosas y gélidas aguas del océano Antártico, unas 1.500 millas náuticas (unos 2.400 km) al sur de la costa australiana, cuando su embarcación volcó debido a una tormenta con vientos huracanados. Pasó cuatro días atrapado bajo el casco del barco hasta ser rescatado en la operación de este tipo más grande y costosa llevada a cabo por las fuerzas armadas australianas. ¿Cuánto dinero debería gastar una sociedad civilizada para intentar salvar a Tony Bullimore? ¿La respuesta es «lo que haga falta» o debería haber un límite?

Consideremos una cuestión más general: ¿cuánto dinero vale una vida humana? Es una pregunta perturbadora pero, aunque sea paradójico, hay situaciones en las que soslayar esta pregunta cuesta vidas. Una de las situaciones que nos obliga a abordar esta cuestión de frente es la determinación de cómo debe distribuir una sociedad los escasos recursos médicos disponibles.

Ningún sistema sanitario del mundo tiene dinero suficiente para ofrecer el mejor tratamiento posible a todos sus pacientes en todas las situaciones, ni siquiera los que destinan grandes sumas a la sanidad. El desarrollo de tratamientos nuevos, mejores y más caros es constante. ¿Cuándo vale la pena pagar un precio adicional? Todos los sistemas sanitarios deben abordar esta cuestión, ya sean sistemas mixtos, basados en la combinación del sector privado y aseguradoras, como ocurre en Estados Unidos, o ya sean sistemas financiados con fondos públicos, como el que ofrece el Servicio Nacional de Salud británico. Como no siempre se puede proporcionar el mejor tratamiento, hay que hacer concesiones y racionar la asistencia sanitaria. Hasta los sistemas completamente privados limitan la asistencia sanitaria. Lo hacen dependiendo de las posibilidades económicas de cada persona, lo que los convierte en uno de los menos equitativos posibles. Lo que reivindicamos en este capítulo es la capacidad de la ética médica para brindar un apoyo práctico a quienes toman las decisiones políticas para la distribución de los recursos sanitarios, algo que, en realidad, ya ha sucedido en el pasado.

Distribución de los recursos y valores imposibles de cuantificar

Imagine que usted regenta un servicio sanitario para una población determinada. Cuenta con un presupuesto limitado. Ya ha decidido en qué gastar la mayor parte del presupuesto disponible, pero queda una partida de varios cientos de miles de euros por adjudicar. Imagine que existen tres tratamientos nuevos y mejorados que no reciben financiación en la actualidad. Usted cuenta con recursos para financiar uno de ellos, pero solo uno. ¿Cuál elegiría? Las opciones que tiene ante sí son:

1. Un tratamiento nuevo para el cáncer de intestino que ofrece a los pacientes una posibilidad pequeña pero significativa de incrementar su esperanza de vida frente a los tratamientos actuales (y más baratos).
2. Un fármaco nuevo que reduce la probabilidad de muerte por infarto de miocardio en pacientes con colesterol alto de origen genético.
3. Un aparato quirúrgico nuevo que reduce más la mortalidad que la práctica actual de un tipo de cirugía cerebral especialmente difícil.

¿En qué se basaría para decidir? Todos estos casos pueden provocar muertes prematuras y las tres soluciones novedosas aumentan las posibilidades de prolongar la vida de los pacientes afectados. De entrada parece justo valorar por igual la vida de todas las personas. Sin embargo, un tratamiento que prolongue muchos años la vida de los pacientes parece más valioso que uno que permita prolongarles la vida solo un año. Por tanto, tal vez habría que valorar por igual cada año de vida ganado con cada tratamiento, con independencia de qué individuos salgan beneficiados. Si aplicamos este principio, la manera correcta de gastar el dinero disponible consistiría en «comprar» la mayor cantidad posible de vida adicional. Este razonamiento parece justo: valoramos cada unidad de vida extra por igual, con independencia de qué vida sea.

Sin embargo, esto plantea el problema de la distribución. Consideremos las tres intervenciones que figuran en la tabla 1.

Tabla 1: Elegir entre tres intervenciones posibles		
Intervención	Personas beneficiadas	Años de vida ganados
1	10	35
2	15	30
3	2	16

Supongamos que cada una de estas intervenciones cuesta lo mismo y que solo podemos permitirnos una. Admitamos, además, que las distribuciones resultantes fueran las siguientes:

- Entre las diez personas beneficiadas por la intervención 1, la ganancia media de vida asciende a 3,5 años. El rango va de dos a cuatro años.
- En las quince personas beneficiadas por la intervención 2, la ganancia media de vida equivale a dos años. El rango cubre desde uno a tres años.
- Las dos personas beneficiadas por la intervención 3 disfrutarán de ocho años más de vida cada una.

¿Cuál de las tres intervenciones debemos elegir?

Si pensamos que lo que debemos hacer es «comprar» la máxima cantidad posible de vida adicional (el punto de vista de la maximización), entonces deberíamos destinar el dinero disponible a la intervención 1, porque con ello compraremos treinta y cinco años más de vida, una cantidad superior a la que obtendríamos con las otras dos intervenciones. Sin embargo, cabría pensar que la intervención 2 es preferible porque con ella ayudamos a más personas (quince en lugar de diez) aunque cada una de ellas gane menos años de vida adicionales. O también podríamos considerar que la intervención 3 es la mejor opción porque las dos personas beneficiadas obtendrían una ganancia verdaderamente significativa (ocho años de vida) comparada con el máximo de cuatro años que ofrece la intervención 1. Esta comparación entre casos insta a considerar si lo importante no es solo la cantidad total de años ganados, sino también la distribución de esos años entre las personas beneficiadas.

Hay otros motivos para rechazar la maximización. Una intuición habitual es que las personas que están muy mal (por ejemplo, las que están muy enfermas y corren un riesgo de muerte casi inminente) deberían tener más prioridad que las que están menos enfermas, aunque atender a las primeras ofrezca una ganancia menor en años de vida. Este punto de vista se expresa a veces diciendo que hay que priorizar a los pacientes de acuerdo con su necesidad, al menos hasta cierto punto. Una segunda intuición muy generalizada es que las personas responsables de su enfermedad deben tener menos prioridad que quienes enferman por causas ajenas a su voluntad. Una tercera intuición es que también cabría valorar de forma diferente un año de vida en distintas edades. Por ejemplo, se podría pensar que alargar un año la vida de una persona veinteañera es más valioso que un alargamiento similar en la vida de una persona de 80 años. Los valores que estamos considerando aquí, como maximizar la cantidad de vida adicional en lugar de dar prioridad a las personas más necesitadas, son muy discutidos, y hay argumentos muy razonables para discrepar sobre qué peso debe atribuirse a cada uno de estos valores. En cualquier caso, por muy buenos que sean los datos sobre los efectos de los distintos tratamientos, no podemos saltarnos los valores éticos. La ciencia no puede resolver el conflicto entre valores: la toma de decisiones políticas basada tan solo en hechos o datos y sin tener en cuenta los valores es un mito.

Ética médica y procedimientos justos

En el capítulo 6 vimos que la ética médica y los especialistas en esta materia pueden ayudar a quienes se ven implicados en la toma de decisiones difíciles. No es que la ética tenga «la respuesta», pero es una disciplina que se ocupa de esclarecer los valores éticos que intervienen en cada caso y de analizar los distintos argumentos, sus fortalezas y sus debilidades. Aunque es posible que surja un desacuerdo razonable sobre cuáles son los valores clave y cómo deben equilibrarse, es importante que las decisiones se basen en una consideración adecuada de los valores y argumentos adecuados. La ética médica puede ofrecer este respaldo, y de hecho lo hace, cuando se toman decisiones relacionadas con la asignación de recursos. Sin embargo, antes de nada resaltaremos una función bastante diferente.

Las decisiones políticas que deben tomarse para distribuir los recursos sanitarios nos afectan a todos. Debido a esta repercusión, sería razonable que nosotros, la ciudadanía general receptora de esos recursos sanitarios, reclamáramos algún tipo de participación en la forma en que se toman estas decisiones, una intervención inexistente en las decisiones que se toman dentro del espacio privado de la relación entre médico y paciente. En resumen, los responsables políticos deben rendir cuentas de alguna manera ante nosotros. Este punto de vista coincide con las expectativas que tenemos sobre cómo deben funcionar los organismos sociales en general en una sociedad democrática. No es fácil determinar cómo debe realizarse ese ejercicio de transparencia, en parte porque la información necesaria para la estimación adecuada de los valores al decidir la asignación de recursos requiere una comprensión muy técnica de los datos médicos. Además, las decisiones deben tomarse y revisarse con frecuencia a medida que se dispone de nuevos tratamientos.

Estas consideraciones nos llevan a plantearnos una cuestión más habitual en el ámbito de la filosofía política que en la ética: no se trata de desentrañar cuál es la decisión correcta, sino cuál es el procedimiento correcto para tomar esas decisiones.

Dos estadounidenses especialistas en ética, Norman Daniels y James Sabin, desarrollaron una estrategia procedimental para decidir de manera justa la asignación de recursos sanitarios que ha influido en varias instituciones. Entre ellas se encuentra el National Institute for Health and Care Excellence (NICE, Instituto Nacional para la Calidad de la Sanidad y la Asistencia) de Reino Unido, encargado de tomar las decisiones de racionamiento dentro del Servicio Nacional de Salud de este país. La idea central es que el procedimiento empleado debe ser razonable y transparente para la población general. En la práctica, allí donde se ha adoptado este sistema, el procedimiento implica a un grupo, o a varios, de personas encargadas de tomar las decisiones cruciales. Las personas que constituyen estos grupos de toma de decisiones suelen ser: aquellas con los conocimientos específicos adecuados, como médicos, científicos, economistas y éticos; las que cuentan con una experiencia adecuada, como pacientes o representantes de colectivos de pacientes; y personas «legas», en representación de la población general. La composición de cada grupo pretende procurar y garantizar que las decisiones que se tomen estén basadas en una interpretación adecuada de las pruebas científicas y clínicas y de la calidad de las mismas, en la comprensión de los argumentos éticos y científicos pertinentes, en la valoración de los efectos de la enfermedad en los pacientes y en un punto de vista no especializado. Para garantizar aún más que las decisiones tomadas sean justas, el equipo debe presentar las razones de sus decisiones y hacerlas públicas. Para favorecer aún más la transparencia de las decisiones, debe existir un proceso de apelación.

Este proceso tiene las siguientes características: las decisiones tomadas se hacen públicas; se especifican las razones que han motivado las decisiones tomadas, y estas últimas se pueden impugnar. Estas características tienen una implicación práctica relevante. Las decisiones y las razones que las han motivado deben mantener la coherencia a lo largo del tiempo. Si no son coherentes, cabe presentar un recurso alegando que esta decisión, o los motivos que la justifican, no mantienen la coherencia con una decisión anterior. En otras palabras, el procedimiento presenta ciertas similitudes con los tribunales de justicia: las decisiones tomadas en un caso y un momento determinados no pueden quedar al margen de las decisiones relevantes tomadas en casos anteriores.

Tres funciones de apoyo de la ética médica

En nuestra opinión, los especialistas en ética médica pueden desempeñar tres funciones de apoyo en la toma de decisiones para la asignación de recursos. La primera función consiste en especificar qué requisitos debe cumplir un procedimiento justo para tomar esas decisiones difíciles y para garantizar que ese procedimiento funcione como debe. A esto lo llamamos asumir el papel de arquitectos de la ética médica. Como arquitectos, los especialistas en ética planifican el proceso que se seguirá y sus elementos. En la práctica, una vez hecho eso, el procedimiento suele implicar una o más comisiones. El papel del arquitecto consistirá en especificar la composición y el funcionamiento de la comisión. También puede requerir el esclarecimiento de qué procesos son justos dentro de las deliberaciones de la comisión. Así, por ejemplo, el NICE considera que un proceso de toma de decisiones justo y responsable es aquel que permite que un «consejo ciudadano» designado trace y revise los «juicios de valor social», es decir, aquellos principios éticos que deben analizarse dentro del proceso de la asignación justa de los recursos.

La segunda función sitúa a los especialistas en ética médica en su papel habitual de facilitadores. De manera similar a lo que se expuso en el capítulo 6, ayudarán a la comisión a esclarecer y articular su razonamiento ético en torno a cada decisión específica tomada, así como dentro del contexto más amplio de la toma de decisiones justa que haya adoptado la comisión. Al construir la estructura de razonamiento que conduce a esas decisiones y las respalda, la comisión podrá demostrar que actúa de forma coherente y consecuente. Existe una relación estrecha entre el especialista en ética médica que actúa como arquitecto y el que actúa como facilitador. Esto se debe a que el propio acto de tomar decisiones ayuda a desarrollar los principios relevantes y determina cómo puede funcionar mejor un procedimiento justo. Con el tiempo, a medida que se toman decisiones y se articulan las razones que las justifican, es posible ensamblar la base ética sobre la que se toman las decisiones. Esta orientación se puede introducir entonces en el funcionamiento de la comisión y en aquellos órganos nombrados para perfilar los principios éticos que deberán tener en cuenta todas las comisiones (como el «consejo ciudadano» del NICE).

La tercera y última función del especialista en ética consiste en ejercer de juez. Una comisión de asignación de recursos se encarga de decidir si se financia o no un tratamiento concreto. Si el especialista en ética es miembro de dicha comisión, forma parte del órgano encargado de la toma de decisiones y debe expresar sus propias consideraciones éticas sobre cuál es la decisión correcta que debe tomarse. De este modo, figura como miembro de la comisión, y sus valoraciones tendrán el mismo peso que las del resto de personas que la componen.

En estas tres funciones de apoyo, el razonamiento y la argumentación conforman la esencia de la contribución de la ética médica.

Volvamos ahora a esa tercera función del especialista en ética médica y consideremos uno de los principios éticos con los que debe lidiar la mayoría de los sistemas sanitarios: el conocido como «regla del rescate».

La regla del rescate

La regla del rescate es un principio que se aplica cuando la vida de una persona (o de varias) corre un grave peligro, pero existe una intervención (el «rescate») capaz de salvarla. El valor ético que subyace a esta regla del rescate es el siguiente: en general está justificado gastar más por cada año de vida ganado en aquellas situaciones en las que sabemos, y vemos, que hemos ayudado a una persona concreta, y no cuando es imposible identificar a quién se ha ayudado. Así, por ejemplo, esta regla dice que deberíamos estar dispuestos a gastar más (tal vez mucho más) para salvar la vida de un Tony Bullimore que, por ejemplo, en medidas de seguridad vial o campañas de salud pública, por cada vida salvada. A diferencia del principio de rentabilidad, este otro se guía por la idea de que una persona no es tan solo un ente que deba arrojar buenos resultados.

Para entender mejor los detalles de la regla del rescate, consideremos las dos situaciones hipotéticas (pero realistas) del recuadro 11.

De acuerdo con la regla del rescate sería acertado financiar la intervención B pero no la A, aunque la B sea menos rentable. En la práctica, esto es lo que suele ocurrir. Si el dinero que se destina a someter a algunas personas a diálisis renal se gastara, en cambio, a tratar a algunas personas con hipercolesterolemia moderada, se ganarían cinco veces más años de vida. Pero no lo hacemos porque tendríamos la sensación de haber condenado a muerte a personas identificables con gran necesidad de un tratamiento de diálisis; mientras que lo único que ocurriría en el caso de no financiar las estatinas para las personas con un colesterol ligeramtente alto sería que descendería un poco una probabilidad de fallecimiento que ya es bastante reducida en un gran grupo de pacientes (estadísticos).

Una serie de experimentos mentales puede servir para determinar los argumentos a favor y en contra de este principio.

Recuadro 11. Comparación entre dos intervenciones

Intervención A (salvar vidas «estadísticas» anónimas)

A es un medicamento que reducirá ligeramente la probabilidad de muerte en un gran número de personas. Por ejemplo, de cada 2.000 personas del grupo en cuestión, morirán cien personas en los próximos años si no se administra A. Si se administra A, solo morirán noventa y ocho. Aunque sabemos que el fármaco A evitará muertes, desconocemos a qué personas concretas salvará la vida. El fármaco A es barato: el coste por año de vida ganado asciende a 20.000 euros. Un ejemplo de tratamientos médicos de esta clase lo ofrecen las estatinas, que reducen el colesterol en sangre. Bajar los índices de colesterol disminuye el riesgo de que se produzcan infartos, derrames cerebrales y fallecimientos. En este caso, si el medicamento está disponible, se sabe que se salvarán vidas, pero no hay forma de identificar a las personas concretas que salven la vida gracias a ello.

Intervención B (rescatar personas identificadas)

La intervención B es el único tratamiento eficaz para una enfermedad que supone un riesgo para la vida y que afecta a una cantidad bastante reducida de personas. Quienes padecen esta enfermedad tienen una probabilidad superior al 90% de morir en cuestión de un año si no reciben la intervención B. En cambio, si se les administra la intervención B, tienen una probabilidad elevada de curación, digamos del 90%. B es un tratamiento caro. El coste por año de vida ganado asciende a 50.000 euros. La diálisis renal es un ejemplo de este tipo de tratamiento. En este caso, si se somete a diálisis a una persona concreta, sabremos que le hemos salvado la vida. Si no se somete a diálisis, sabremos que no salvaremos la vida de esa persona en particular.

Dos experimentos mentales que avalan la regla del rescate

A ambos autores de este libro nos gusta recorrer en bicicleta las calles de Oxford, nuestra ciudad natal. Cuando lo hacemos tan solo nos exponemos a un pequeño riesgo adicional de muerte prematura. Si ponemos en la balanza los riesgos y los beneficios de esta actividad, encontramos que el placer de montar en bicicleta –un placer realmente pequeño en la vida de ambos– compensa ese riesgo adicional. No parece haber nada irracional en esto. Una posibilidad muy pequeña de sufrir un daño terrible es en sí misma un aspecto negativo menor fácil de compensar con otros beneficios. La mayoría de nosotros asume riesgos menores de este tipo no solo en beneficio propio, sino también en el de los demás.

Consideremos ahora la solicitud de empleo de un amigo. Supongamos que se presenta como candidato a un puesto de trabajo que desea conseguir. Pero el plazo para presentar la solicitud expira hoy. Nuestro amigo atraviesa hoy un proceso gripal agudo y no puede cursar la documentación por sí mismo. Decidimos ayudarlo y acudimos a su casa en bicicleta para enviar la solicitud por él. Una vez más, esta acción aumenta en cantidades insignificantes nuestra probabilidad de sufrir una muerte prematura. Sin embargo, este incremento se compensa con facilidad mediante el valor que tiene para nosotros ayudar a un amigo.

Teniendo en cuenta estas consideraciones, proponemos un argumento a favor de pagar una intervención «de rescate» del tipo B (con un coste, por ejemplo, de 50.000 libras por año de vida ganado) y otro en contra de pagar una intervención anónima «estadística» del tipo A (con un coste, por ejemplo, de tan solo 20.000 libras por año de vida ganado). Desarrollaremos el argumento utilizando las estatinas como ejemplo de intervención «estadística», y la diálisis renal como ejemplo de intervención de rescate.

Es muy poco lo que ganan las personas que se beneficiarían de los tratamientos con estatinas: una reducción muy pequeña del riesgo de muerte prematura. El ejemplo de la «solicitud de trabajo de un amigo» revela que nos aventuramos con facilidad a asumir pequeños cambios en el riesgo de sufrir una muerte prematura, incluso con el fin de beneficiar a otros. Aunque nosotros mismos saliéramos ganando con las estatinas (porque tengamos niveles de colesterol moderadamente elevados) sería lógico, y no altruista en exceso, que prefiriéramos destinar el dinero a ofrecer diálisis renal a alguien que, de otro modo, moriría. Desde el punto de vista de los responsables políticos, sin duda parece mejor mantener con vida a unas pocas personas (cuya muerte prematura estaría asegurada en caso contrario), que reducir tan solo un poco la posibilidad de muerte prematura en muchas personas, sobre todo si corren un riesgo bastante bajo de sufrir una muerte prematura en caso de no recibir el tratamiento.

Un experimento mental en contra de la regla del rescate

A continuación, analizaremos un experimento mental para argumentar en contra de la regla del rescate. Consideremos el caso de un minero atrapado (véase el recuadro 12), y supongamos que nos hallamos en la siguiente situación: las personas que integran el grupo de rescate corren un riesgo pequeño de morir durante la operación y este riesgo varía dependiendo del tamaño del grupo de rescate. Si hay cien rescatadores, la probabilidad de morir para cada rescatador asciende a 1:1.000. Si enviamos 10.000 rescatadores, entonces cada uno de ellos tiene una probabilidad de morir de 1:5.000. Si se cuenta con 100.000 rescatadores (un equipo demasiado grande, pero esto es un experimento mental para demostrar una cuestión teórica), cada uno correrá un riesgo que asciende a 1:10.000.

Por tanto, cuanto mayor sea el grupo de rescate, menor será el riesgo de morir para cada rescatador.

Sin embargo, también se da el caso de que cuanto más grande sea el grupo de rescate, más personas correrán el riesgo de morir durante la operación. Con un equipo de rescate de 100.000 personas, cada una de ellas se enfrenta a una probabilidad muy baja de morir, lo que entra dentro de los riesgos que solemos asumir para conseguir beneficios mucho menos trascendentes que salvar una vida. Sin embargo, con un grupo de rescate de este tamaño cabe esperar que mueran unas diez personas para salvar a una sola.

Recuadro 12. El caso del minero atrapado

Un minero queda atrapado tras un accidente. Si no se le rescata, morirá. Con un equipo de rescate lo bastante grande, el minero podrá salvarse.
Consideremos estas dos preguntas:

1. ¿Debería unirse usted al grupo de rescate si con ello asume un riesgo de morir de 1:10.000?
2. ¿Hay alguna otra información clave que deba usted conocer antes de responder la primera pregunta?

Damos por supuesto que la mayoría de las personas es altruista, al menos hasta cierto punto, y que aceptaría correr un riesgo muy bajo de morir para salvar la vida de otra persona. También suponemos que la mayoría de nosotros querrá correr el menor riesgo posible de morir en caso de poder elegir. Si estas suposiciones son correctas, entonces el respeto de los deseos de cada miembro potencial del equipo de rescate conduciría al resultado siguiente: habría que reunir un grupo de rescate enorme, lo que implicaría perder muchas vidas. Por lo tanto, si el problema del rescate se contempla como una mera cuestión de equilibrio entre los riesgos individuales que corre cada rescatador y el beneficio de rescatar a una persona, entonces parecería correcto seguir una estrategia que en general fuera muy costosa en términos de vidas perdidas. Nos embarcaríamos en un rescate que requeriría la muerte de diez personas para salvar solo a una.

Volviendo a las estatinas y la diálisis renal, no está nada claro que si los posibles beneficiarios de la intervención anónima «estadística» renuncian voluntariamente a su tratamiento para que pacientes identificables reciban unos cuidados costosos que les prolongarán la vida. Gastar más en tratamientos de rescate que en tratamientos «estadísticos» por cada año de vida ganado supone en la práctica que quienes se beneficiarían del tratamiento preventivo se ofrezcan voluntarios para formar parte de un equipo de rescate para salvar a quienes necesitan el tratamiento de rescate. A falta de una elección clara por parte del grupo de personas que saldría perdiendo con una decisión concreta, dudamos que fuera correcto que un sistema sanitario dejara morir a muchas personas para salvar a unas pocas.

Pero, ¿es aceptable esta conclusión? Volvamos a considerar el caso de Tony Bullimore y el espectacular y exitoso rescate que efectuaron las Fuerzas Armadas australianas. Solo un teórico con el corazón de piedra podría leer la historia de Bullimore e inferir que fue un error desplegar aquel rescate. De modo que las Fuerzas Armadas hicieron bien gastando millones de dólares de los contribuyentes con aquella finalidad. De igual manera, cualquier sociedad debería destinar 50.000 libras al año para mantener vivo a un paciente que necesita diálisis renal porque no podemos quedarnos de brazos cruzados y decirle: podríamos mantenerlo con vida durante muchos años pero no lo haremos porque debemos cubrir otras prioridades. ¿Y cómo comunicaríamos esto a los familiares que se enfrentarían al duelo?

El caso de Bullimore parece muy diferente al del paciente con hipercolesterolemia moderada. Si este no recibe tratamiento hay muchas posibilidades de que no sufra un ataque al corazón y fallezca. Si descartamos este tratamiento no condenamos a nadie a morir, como sí haríamos en el caso del paciente renal, sino que solo incrementamos muy levemente una probabilidad de fallecimiento, que incluso así se mantiene muy baja. Pero la lógica del caso del minero atrapado aporta razones para detenerse a reflexionar un poco más antes de llegar a la conclusión de que la diálisis renal debe tener prioridad frente a las estatinas. Es cierto que si no ofrecemos tratamiento para el colesterol elevado, no sabremos qué personas concretas morirán como consecuencia de esa decisión ni qué familias se verán afectadas. Pero sí sabemos que eso sucederá. ¿No es una falta de imaginación moral que despreciemos la muerte y el sufrimiento por el simple hecho de desconocer qué personas concretas sufrirán esos efectos fatales?

Llevar los principios a la práctica

El análisis de la espinosa cuestión de la asignación de recursos sanitarios evidencia que la ética médica puede ofrecer un apoyo a la toma de decisiones políticas que va más allá de su función asistencial para la toma de decisiones en el ámbito de la atención sanitaria a los pacientes. Los especialistas en ética médica actúan como arquitectos de un proceso que conducirá a la toma de decisiones justas y responsables, y también facilitan el debate sobre los valores éticos identificados que deben tenerse en cuenta durante este proceso, y los sopesan. Sin embargo, lo que determinará de qué forma precisa deben meditarse y aplicarse estos principios en la práctica será, en última instancia, la calidad de dicho proceso –y no el parecer del especialista en ética médica o de cualquier otro miembro de una comisión–.

En los capítulos 4 y 5 revelamos que la ética médica cuestiona el pensamiento convencional. En este capítulo y en el anterior hemos visto que la ética médica sirve como respaldo para la toma de decisiones. Pero, ¿es siempre útil la ética médica? A continuación nos centraremos en áreas en las que peligra la ética médica: dos ámbitos en los que a menudo se afirma que la ética médica socava la toma de decisiones en lugar de favorecerla.

8

La genética moderna pone a prueba la idea tradicional de confidencialidad

En los capítulos 4 y 5 vimos que la ética médica cuestiona tanto las prácticas clínicas actuales como la forma en que la sociedad trata a las personas con enfermedades mentales. En los capítulos 6 y 7 hemos mostrado la ética médica como una herramienta de ayuda y respaldo. Ahora veremos cuestionada la propia ética médica. Uno de los desafíos proviene de los avances en la ciencia y la tecnología médicas, los cuales plantean nuevos interrogantes éticos o formulan de maneras novedosas las viejas cuestiones de siempre.

Las técnicas modernas de reproducción, por ejemplo, pueden crear relaciones biológicas novedosas entre progenitores e hijos. La mujer que aporta la mitad de la composición genética de un niño puede ser ahora una persona diferente de la que lleve el embarazo a término. Técnicas recientes permiten que más de dos personas aporten material genético al embrión. Pronto será posible crear un embrión a partir de material genético procedente de dos hombres; o de dos mujeres; o crear embriones a partir de la combinación de material genético tanto humano como animal; y tal vez incluso crear embriones humanos de forma completamente sintética. Todo esto puede obligarnos a reinterpretar o reconsiderar por completo la ética basada en conceptos como los derechos de los progenitores o incluso los derechos humanos. Sin embargo, las tecnologías que en un principio parecen plantear cuestiones éticas novedosas y trascendentales se convierten a veces en algo tan rutinario que pocas personas siguen considerándolas problemáticas o complejas desde una perspectiva ética. Así ha sido en el caso de los trasplantes de órganos entre seres humanos y el empleo, por ejemplo, de válvulas cardiacas porcinas para tratar afecciones humanas. Está por ver si ocurrirá lo mismo con todas las tecnologías reproductivas modernas.

Sin embargo, no es necesario mirar hacia el futuro para comprobar que la ética médica se ve cuestionada por las posibilidades de la tecnología moderna. El trabajo que desarrollan a diario las clínicas de genética en todo el mundo nos obliga a replantearnos las consideraciones tradicionales sobre confidencialidad médica.

La genética moderna permite, cada vez más, conocer el pasado y predecir el futuro. Y eso no es todo. Una prueba genética de una persona puede proporcionar información sobre otra emparentada con ella. Esta posibilidad era muy limitada antes del advenimiento de la genética moderna. Lo nuevo es el alcance que pueden llegar a tener estas posibilidades.

Empecemos por la revelación de secretos. El recuadro 13 presenta un caso realista de un servicio genético.

Recuadro 13. Caso 1: pruebas genéticas que revelan secretos de paternidad

El bebé de una pareja, Robert y Hannah, nace con un trastorno genético no diagnosticado. Robert y Hannah desean conocer la posibilidad de que cualquier futuro hijo suyo se vea afectado por algo similar. Para responder esta pregunta, se secuencian y comparan los genomas de Robert, Hannah y el bebé. El análisis revela que Robert no es en realidad el padre biológico del bebé y que la enfermedad que sufre el niño resulta de la desafortunada combinación de una secuencia del genoma de Hannah con otra del padre biológico del bebé. El trastorno en cuestión, desde un punto de vista genético, constituye un ejemplo de herencia recesiva clásica. Esto significa que la probabilidad de que un hijo de Hannah porte la enfermedad depende de quién sea el padre biológico. Si fuera el mismo hombre que es padre de su bebé, la probabilidad asciende al 25% (véase la figura 2). Sin embargo, es muy poco probable que un futuro hijo biológico de Hannah y Robert padezca esa enfermedad. Esto se debe a que Robert porta dos copias del gen normal, lo que evitará que sus descendientes sufran ese trastorno.

¿Debe el genetista comunicar a Robert la información de que no es el padre del bebé? Las directrices por las que se rigen los profesionales dan consejos diversos al respecto.

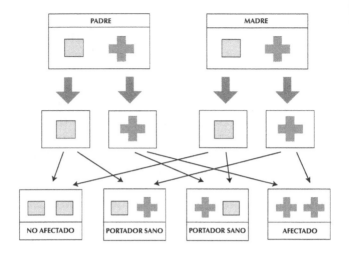

2. Herencia autosómica recesiva.

Muchos genetistas estarían dispuestos a mentir o a falsear el resultado diciendo, por ejemplo, que la enfermedad que padece el niño se debe a una mutación nueva, en lugar de contar la verdad. Una encuesta realizada en EE. UU. entre pacientes, no entre médicos, reveló que tres cuartas partes de los participantes en ella opinaban que el médico debería informar al marido de que no es el padre del niño, al menos si lo pregunta directamente. La mayoría de las personas encuestadas eran mujeres.

El deber de secreto profesional

Hipócrates nació en la isla griega de Cos hacia el año 460 a. C. El *Juramento hipocrático* es uno de los primeros compendios conocidos de directrices profesionales para el ejercicio de la medicina. Algunas de esas directrices parecen ahora anticuadas, pero lo que dice ese compromiso sobre la confidencialidad sigue teniendo validez en la actualidad: «Y si en mi práctica médica, o aun fuera de ella, viera u oyera sobre la vida de los hombres algo que jamás debería trascender, me lo callaré por considerarlo un asunto confidencial».

Para profundizar en la cuestión de dónde se sitúan los límites del secreto profesional, compárese el caso 1 (del recuadro 13) con el caso 2 (en el recuadro 14, extraído de un artículo publicado en *The Lancet* por Parker y Lucassen).

En el caso 2, casi todo el mundo admitiría que el profesional médico no debería violar la confidencialidad de Mary.

Recuadro 14. Caso 2: paternidad revelada por la madre

«Tras un embarazo y un parto sanos, Mary acude a su médico de cabecera para la revisión posnatal rutinaria de las 6 semanas. El marido de Mary, Peter, tiene asignado el mismo médico de cabecera. Durante la consulta, Mary revela al profesional que la atiende que Peter no es el padre de su hijo». (Véase el apartado de «Notas y referencias»).

Las directrices del General Medical Council (GMC), el organismo encargado de la regulación profesional médica en Reino Unido, establecen que la difusión de información personal sin consentimiento está justificada por razones de interés público. Para el

GMC, esto sucede cuando es necesario desvelar información personal para proteger a otros individuos de la sociedad de «un riesgo de muerte o daño grave».

La aplicación de estas directrices en una situación concreta obliga a interpretarlas. En el caso que nos ocupa, esa interpretación parece bastante sencilla. No informar a Peter no implica un «riesgo de muerte o daño grave». Por lo tanto, el médico no debe vulnerar la confidencialidad de Mary.

Comparación de los casos 1 y 2

Si un profesional médico no debe saltarse el deber de guardar secreto profesional en el caso 2, ¿cabe inferir de ello que el genetista debe callarse la cuestión de la paternidad en el caso 1?

Hay diferencias importantes entre ambas situaciones. En el caso 1, la verdad sobre la paternidad se descubrió como resultado de unas pruebas para las que tanto Robert como Hannah dieron su consentimiento. En el caso 2, fue solo Mary quien reveló la verdad. En el caso 1, Robert y Hannah acudieron juntos al genetista para tratar un tema de interés común. La información relativa a la paternidad guarda una relación directa con el problema que animó a Robert y a Hannah a acudir juntos a la consulta del genetista.

Los fundamentos del secreto profesional médico

La comparación entre ambos casos puede infundir dudas sobre qué debería hacer el profesional genetista en el caso 1. El análisis del caso 2 aporta algunos argumentos en favor de que el genetista mantenga en secreto la información sobre la paternidad de Robert. Pero el caso 2 difiere del caso 1 en algunos aspectos relevantes que podrían marcar la diferencia entre ambas situaciones.

Quizá sirva de ayuda volver a la teoría y plantear la siguiente pregunta: ¿cuáles son las razones fundamentales por las que es importante mantener el secreto médico? Las tres respuestas más comunes a este interrogante son: respetar la autonomía del paciente, cumplir una promesa implícita y conseguir las mejores consecuencias.

Fundamento 1: respetar la autonomía del paciente

El principio de respeto a la autonomía del paciente (véase el capítulo 3) hace hincapié en el derecho del paciente a tener control sobre su propia vida. Implica que una persona tiene derecho, en general, a decidir quién debe tener acceso a información sobre ella misma (es decir, el derecho a la intimidad). Desde este punto de vista, el paciente que revela información sobre sí mismo a un médico tiene derecho a decidir quién más, si es que hay alguien más, debe conocer esa información. Por lo común, el profesional médico no debe revelar esa información a un tercero sin permiso del paciente.

Fundamento 2: cumplir una promesa implícita

Algunas personas sostienen que la relación entre el médico y el paciente incluye acuerdos implícitos entre

los que figura que el médico no violará la confidencialidad del paciente. Desde este punto de vista, la razón
por la que un médico no debe saltarse el secreto profesional estriba en que hacerlo implicaría romper un
acuerdo equivalente a romper una promesa.

Fundamento 3: conseguir las mejores consecuencias

Un conjunto importante de teorías de la filosofía
moral (el consecuencialismo) afirma que la acción
correcta en cualquier situación es la que tendrá las
mejores consecuencias (previsibles). De acuerdo con
este punto de vista, los médicos deberían mantener el
secreto profesional porque con ello se consiguen las
mejores consecuencias. Solo un mantenimiento estricto de la confidencialidad animará a los pacientes a
confiar en su médico. Y esa confianza es vital para que
los pacientes busquen y obtengan la ayuda necesaria
en los profesionales médicos.

¿Ayudan estas teorías a esclarecer la duda de si el
genetista debe comunicar a Robert que no es el padre
del recién nacido?

La teoría del respeto a la autonomía se revela am-
bigua cuando intentamos aplicarla al caso 1. Todo
depende de la persona cuya autonomía decidamos
respetar. La autonomía de Robert se respeta infor-
mándolo de la verdad; la de Hannah, ocultándosela
a Robert (a menos que Hannah dé su consentimiento
para comunicarle el resultado).

La teoría de la promesa implícita también es problemática. En la práctica clínica habitual, como en el
caso 2, está claro que la paciente (Mary) puede contar

con que el médico respete su intimidad. Pero la promesa implícita no está tan clara en el caso 1. Esta teoría, sin embargo, propone una medida práctica para proceder en el futuro: que antes de realizar cualquier prueba se aclare a los pacientes cómo actuará la clínica en relación con el intercambio de información.

Un planteamiento consecuencialista aporta razones, en efecto, para que el profesional del caso 1 mantenga en secreto ante Robert la verdad sobre la paternidad por las posibles consecuencias perjudiciales que tendría para la familia. Esta es la razón principal por la que muchos genetistas no informarían a Robert de que no es el padre biológico del hijo de Hannah. Pero no está claro que las consecuencias de mantener a Robert en la ignorancia sean mejores que comunicarle la verdad. ¿Es correcto proteger a Hannah de las consecuencias de sus actos y será mejor para la familia guardar el secreto? Este es un ejemplo de un problema práctico importante derivado del consecuencialismo: a menudo es imposible determinar con suficiente grado de certeza cuáles serán las consecuencias de las diferentes opciones de actuación.

El análisis de las teorías sobre los fundamentos de la importancia moral de la confidencialidad parece no haber sido de más ayuda que la comparación entre casos. La dificultad, creemos, estriba en que nos hemos centrado en un aspecto equivocado del problema. La cuestión crucial no es si hay motivos suficientes, en relación con los intereses de Robert, para desvelar el secreto de Hannah. La clave está en dilucidar si la información sobre quién es el padre biológico del recién nacido pertenece a Robert en la misma medida que a Hannah. ¿De quién es la información? Examinemos esta cuestión desde el punto de vista de un tercer caso que presentamos en el recuadro 15 y hemos extraído de un artículo publicado por Parker y Lucassen en la revista *British Medical Journal*:

Recuadro 15. Caso 3: secretos y hermanas

A un niño de 4 años se le diagnostica distrofia muscular de Duchenne (DMD). La DMD es una enfermedad grave, debilitante y progresiva que causa la pérdida de masa muscular, deja a los niños que la padecen en silla de ruedas al comienzo de la adolescencia y les causa la muerte alrededor de los 20 años. Es una enfermedad recesiva ligada al cromosoma X, de modo que solo afecta a los niños varones. Se descubrió que la madre del niño, Helen, era portadora de la mutación. Las mujeres portadoras no manifiestan síntomas de la enfermedad, pero la mitad de sus hijos varones la heredará de ella y se verá afectada.

Helen tenía una hermana, Penelope, que estaba embarazada de diez semanas. El obstetra de Penelope la derivó al equipo de genética cuando ella le comunicó que su sobrino sufría un retraso en el habla y el desarrollo. Ella le manifestó, además, que, aunque no mantenía una relación estrecha con su hermana ni lo había hablado con ella, le preocupaba que ese problema pudiera tener implicaciones en su propio embarazo. Penelope dejó claro que consideraría la posibilidad de interrumpir el embarazo si supiera que el feto estaba afectado por una enfermedad hereditaria grave. El retraso en el habla y el desarrollo son característicos de toda una serie de enfermedades y no indican, por sí solos, que haya que realizar la prueba para detectar si la madre es portadora de la mutación que causa DMD. Puesto que el gen de la DMD puede exhibir diversas mutaciones, es poco probable que las pruebas aportaran información al respecto sin contar con datos sobre qué mutación era la responsable de la enfermedad del sobrino.

En el siguiente encuentro con su genetista clínico, Helen le comunica que sabe que su hermana está embarazada y que entiende que el feto podría estar afectado. También le dice que no ha comentado el asunto con su hermana, en parte porque no se llevan bien, pero además porque sospecha que si su hermana se enterara y el feto resultara estar afectado, Penelope interrumpiría el embarazo. Helen está convencida de que eso sería un error. Sabe que su hermana no piensa como ella, pero comunica que ha decidido que los resultados de las pruebas y la información sobre su hijo sean confidenciales (véase el apartado de «Notas y referencias»).

Queremos dejar de lado la cuestión de si Penelope debe o no interrumpir su embarazo si el feto es portador del gen, y centrarnos en la cuestión de la confidencialidad. Parker y Lucassen proponen dos modelos de confidencialidad: el modelo de la cuenta personal y el modelo de la cuenta compartida (véase el apartado de «Notas y referencias»).

El modelo de la cuenta personal

Este modelo se corresponde con la idea convencional de la confidencialidad médica. Desde este punto de vista, la información sobre la situación genética de Helen –como portadora del gen causante de distrofia muscular de Duchenne (DMD)– «pertenece» a Helen y solo a Helen. El respeto a esta confidencialidad es importante. Sin embargo, hace tiempo que se admiten ciertas limitaciones para esa confidencialidad, tal como señalamos en relación con las directrices del GMC comentadas con anterioridad. Pero estas limitaciones son la excepción. De acuerdo con esta interpretación, la clave radica en determinar si el perjuicio previsto para Penelope en caso de no revelar la información relevante en este caso, es lo bastante grave como para justificar la violación de la confidencialidad de Helen.

El modelo de la cuenta compartida

De acuerdo con este modelo, la información genética es compartida con más personas, al igual que sucede con la información de una cuenta bancaria conjunta. Desde este punto de vista, la petición de Helen sería equivalente a solicitar a la dirección del banco que no revele información sobre una cuenta conjunta al resto de los titulares de la misma. Según este criterio, la información genética debe considerarse de forma completamente diferente a la mayoría de la información médica cuando identifica un factor familiar. Es una información que debe estar a disposición de todos los «titulares de la cuenta», es decir, de todos los familiares (cercanos) que mantienen una relación genética, a menos que haya buenas razones para ocultar esa información.

Estos dos modelos contemplan de manera opuesta la carga de la prueba para revelar información. En el modelo convencional, el de la cuenta personal, la pregunta es: ¿es tan grande el perjuicio previsto para Penelope como para anular el derecho de Helen a la confidencialidad? De acuerdo con el modelo de la cuenta conjunta, la información genética «pertenece» a la familia, aunque se haya obtenido de la sangre y el historial médico de Helen, y debe estar disponible para cuidar de todos los miembros de la familia. Penelope tiene derecho a acceder a la información relacionada con el factor familiar, ya que es crucial para conocer aspectos importantes de su composición genética que podrían mejorar su salud. Tendría que haber muy buenas razones, en relación con los intereses de Helen, para justificar que se negara a Penelope acceder a la prueba genética que detecta la mutación causante de la DMD. Sin embargo, el derecho de Penelope a acceder a esa información genética es limitado. Su deseo de acceder a la información sobre el factor genético familiar no significa que tenga derecho alguno a conocer información relacionada con el estado de salud o el historial médico de Helen.

Helen no solo sabe algo sobre ella misma y su hijo, sino también sobre Penelope y el hijo que esta espera y aún no ha nacido. Helen sabe que el feto de Penelope tiene muchas posibilidades de padecer DMD, pero Penelope no lo sabe. Esta disparidad de información es injusta para Penelope. El modelo de la cuenta personal no tiene en consideración este hecho.

Creemos que la genética moderna nos ha obligado a reconsiderar la naturaleza de ciertas informaciones médicas. Aplicando las herramientas de razonamiento y argumentación de la ética médica, hemos defendido que no se sostiene la opinión convencional de que la información genética debe considerarse privada de un individuo. Nuestro análisis pretende evidenciar que las directrices instauradas por la profesión sobre la base del análisis de la ética médica deben reconsiderarse y modificarse a la luz de argumentos nuevos. Es importante que las directrices (y los marcos normativos más amplios, como las leyes nacionales) no estén grabadas en piedra, y que las adaptemos a medida que los argumentos evolucionan ante los avances tecnológicos en el ámbito de la asistencia sanitaria. Nuestra opinión es que el GMC debería adoptar e incorporar el modelo de la cuenta conjunta para que sirva de guía en el manejo adecuado de la información genética familiar, y permita considerarla como posible propiedad de un grupo de personas y no solo de un paciente individual. Tal vez haya que adaptar el modelo tradicional de confidencialidad individual del paciente.

En el próximo capítulo volveremos a cuestionar la tendencia general de la ética médica contemporánea a adoptar un enfoque individualista para dilucidar valores y deberes éticos. No son solo los avances de la ciencia y la tecnología lo que nos obliga a reconsiderar las posturas éticas tradicionales. También las diferencias culturales dentro de una misma sociedad y entre varias pueden poner en tela de juicio los supuestos y las opiniones que tenemos en relación con la ética médica. Al igual que ocurre con las nuevas tecnologías, las diferencias culturales exigen que reconsideremos las obligaciones éticas que tenemos con las personas, y que prestemos mucha atención a cómo varían las relaciones dentro de las comunidades en las distintas sociedades. La investigación médica que implica la colaboración entre culturas muy diversas constituye un contexto especialmente problemático. Ese es el tema que abordaremos a continuación.

9

Cultura, consentimiento y comunidad

La medicina de mañana es la investigación de hoy. Por esta razón, la cuestión de cómo se prioriza y se lleva a cabo la investigación médica es cuando menos igual de importante que la de cómo se prioriza y se lleva a la práctica la propia asistencia sanitaria. La investigación médica está sometida a una regulación más estricta en muchos aspectos que la práctica médica. Tras la lectura de las innumerables directrices que rigen la investigación médica, estaría justificado pensar que la investigación médica, al igual que el tabaquismo, es perniciosa para la salud; que en una sociedad liberal es necesaria una regulación estricta, puesto que no se puede prohibir por completo, para reducir al mínimo el daño que puede causar.

La razón de este control estricto tiene un origen histórico. L.P. Hartley comienza su novela titulada *El mensajero* con la frase: «El pasado es un país extraño. En él se hacen las cosas de forma diferente».[2] Fueron

---

[2] Leslie Poles Hartley: *The Go-Between*. Versión en castellano: *El mensajero*; trad. de José Luis López Muñoz; Valencia: Ed. Pre-Textos, 2004. *(N. de la T.)*

los espantosos experimentos efectuados por algunos médicos nazis los que motivaron en 1946 la creación de las primeras directrices internacionales sobre la investigación médica con personas: el Código de Núremberg.

Sin embargo, la Alemania nazi no fue el único lugar donde se cometieron graves abusos contra las personas en aras de la investigación médica. Un estudio sobre la sífilis realizado en la década de 1970 por el Servicio de Salud Pública de EE. UU. en Tuskegee dejó sin tratar a más de 400 negros pobres que padecían sífilis con el fin de investigar el desarrollo natural de la enfermedad. Aquellos hombres fueron reclutados con la excusa de ofrecerles asistencia sanitaria gratuita, pero se les privó del tratamiento con penicilina que podría haber atenuado sus síntomas.

El Código de Núremberg dio lugar a la Declaración de Helsinki, publicada por primera vez por la Asociación Médica Mundial en 1964 y actualizada por última vez en 2013. Esta declaración ha dado muchos hijos, de una legitimidad muy diversa, en forma de directrices para la investigación médica. Las directrices inciden en cuatro cuestiones éticas esenciales: el respeto a la autonomía de los participantes en las investigaciones; la protección de los participantes frente al riesgo de sufrir daños; el valor y la calidad de las investigaciones; y cuestiones de justicia. Además, se han creado comisiones de ética de la investigación para examinar las investigaciones médicas proyectadas con el fin de garantizar que se cumplen las directrices éticas.

La regulación de la investigación: tres críticas

Aunque los principios éticos que rigen la regulación de la investigación médica incluyen la evaluación del bien que puede suponer en el futuro para la humanidad, las directrices y el proceso de regulación se han centrado sobre todo en las personas voluntarias que participan en la investigación: en su autonomía y su protección. Esto ha generado críticas sobre la regulación y los procedimientos actuales y sobre el papel que desempeñan los especialistas en ética médica en este campo, en especial por parte de quienes investigan y defienden la medicina basada en hechos. Son tres las críticas principales.

La primera de ellas sostiene que el proceso de regulación retrasa considerablemente la investigación, lo que implica una demora en los beneficios que ofrece y la consiguiente pérdida de vidas.

La segunda critica un exceso de paternalismo con los participantes en la investigación, ya que la mayoría de las directrices establece que estas personas no deben correr más que un «riesgo mínimo de sufrir daños», incluso cuando los individuos sean adultos competentes y plenamente informados de los riesgos y beneficios y acepten participar de manera voluntaria. Aunque no está bien claro qué se entiende por daño mínimo, parece fijado en el nivel de daño que asumen en su vida cotidiana las personas con cierta aversión al riesgo. Las voces críticas de estas directrices se preguntan por qué el riesgo de sufrir daños debe controlarse más y ser más restrictivo en el contexto de la investigación médica que en otros ámbitos de la vida. No prohibimos la venta o la compra de esquís, motos o alas delta, aunque todos estos artilugios exponen a quienes los usan a riesgos moderados. ¿Por qué debería ser diferente el control en la investigación médica?

En tercer lugar, la cantidad de información que se proporciona a quienes participan en la investigación médica es sustancial y mucho mayor que la información que se da de manera habitual en la práctica clínica. Las voces críticas ven aquí un doble rasero, es decir, una diferencia indefendible entre la investigación médica y el ámbito clínico en cuanto a la cantidad de información que hay que proporcionar en cada caso. La aplicación de este doble rasero es un ejemplo de incoherencia.

Las discrepancias entre quienes defienden y quienes critican las directrices y la normativa actuales son difíciles de dirimir. Puede haber diferencias de opinión sobre el peso relativo que debe atribuirse al respeto de la autonomía, por un lado, y al bien que supondrá la investigación para las personas en el futuro, por otro. Además, puede haber desacuerdos sobre si debe proporcionarse el mismo grado de información en el ámbito de la atención clínica y en el de la investigación médica. Aun así, los argumentos de ambas partes comparten un marco ético común y una concepción común de los valores relevantes. Las críticas no socavan la disciplina de la ética médica que hemos presentado en este libro. Al contrario, las críticas son de por sí ejemplos de la puesta en práctica de la disciplina.

La regulación de la investigación internacional: ¿imperialismo occidental?

Sin embargo, está claro que no es ese el caso de otra crítica que suele hacerse a la regulación ética de la investigación médica. Este ataque se centra en la afirmación de que la regulación ética de la investigación médica es un ejemplo moderno de imperialismo, de que los países occidentales imponen sus puntos de vista y sus prácticas a los países no occidentales cuyas culturas son muy diferentes (véase el apartado de «Notas y referencias»).

Muchas enfermedades afectan a la población de los países no occidentales en mayor medida que a la de los países occidentales. La malaria es un ejemplo. Los países no occidentales con un producto interior bruto (PIB) per cápita bajo no pueden permitirse mucha investigación médica. Por tanto, es muy apropiado que las instituciones de los países occidentales financien y utilicen sus instalaciones para apoyar la investigación médica en los países no occidentales, una investigación en la que participen personas de esos países y que pueda aportar beneficios para la salud de esas poblaciones.

La investigación médica tiene un alcance cada vez más internacional. La exportación a países no occidentales de la actividad investigadora de las empresas farmacéuticas ha contribuido a reducir los costes de la realización de ensayos médicos a gran escala, y también acerca la actividad investigadora a nuevos mercados para los productos que se prueban. Para los organismos académicos, la investigación en salud mundial ha cobrado relevancia debido al reconocimiento de la enorme mortalidad y morbilidad que provocan las enfermedades no tratadas en países no occidentales. Los estudios de investigación a gran escala sobre estas enfermedades suelen consistir en colaboraciones entre universidades occidentales e instituciones de investigación recién establecidas en países no occidentales.

Si se tiene en cuenta la enseñanza del estudio sobre la sífilis efectuado en Tuskegee, es importante garantizar que no se cometan abusos con los participantes en las investigaciones que se lleven a cabo en países no occidentales. Las lecciones aprendidas apuntan a que la investigación en países no occidentales debe regularse de la misma manera, aplicando los mismos principios éticos, que la investigación en países occidentales. No es de extrañar, por tanto, que el Consejo de Organizaciones Internacionales de las Ciencias Médicas (CIOMS) adoptara la siguiente postura en el preámbulo de sus directrices de 2016: «Los principios éticos establecidos en las presentes pautas deberían aplicarse en la revisión ética de los protocolos de investigación. Estos principios éticos se consideran universales». Marcia Angell, exeditora de una importante revista médica, *The New England Journal of Medicine*, escribió: «Los sujetos humanos de cualquier parte del mundo deben estar protegidos por un conjunto inquebrantable de pautas éticas».

El consentimiento informado individual es el método principal para proteger los derechos y el bienestar de los participantes en una investigación en los países occidentales. Para que el consentimiento sea válido la persona debe recibir la información pertinente, tener la capacidad de decidir con conocimiento de causa y estar libre de influencias o coacciones indebidas, de manera que decida con absoluta libertad. En los países occidentales, el equipo de investigación suele estandarizar el consentimiento para participar en ella mediante un documento informativo cuyo contenido depende de la naturaleza de los procedimientos que se seguirán para realizar el estudio. Cada participante suele firmar un formulario de

(El formulario debe imprimirse en papel con membrete)
Código de identificación de la investigación
Código del centro
Código del estudio
Número de identificación del participante para este ensayo

FORMULARIO DE CONSENTIMIENTO

Título del proyecto
Nombre del investigador

Por favor, escriba sus iniciales en la casilla

1. Confirmo que he leído el documento informativo con fecha _____ (versión ____)
para participar en el estudio mencionado. He tenido la oportunidad de valorar la información y de formular preguntas para las que he recibido respuestas satisfactorias. ☐

2. Entiendo que mi participación es voluntaria y que tengo libertad para renunciar a ella
en cualquier momento sin necesidad de dar ninguna explicación y sin que mi atención
médica o mis derechos legales se vean afectados por ello. ☐

3. (Si procede) Entiendo que los apartados relevantes de mis informes médicos y los datos re-
unidos durante el estudio podrán ser analizados por personal de [nombre de la empresa],
de las autoridades reguladoras o de algún órgano del servicio nacional de salud, cuando
sean relevantes para mi participación en esta investigación. Doy mi consentimiento para
que estas personas tengan acceso a mis datos. ☐

4. (Si procede) Entiendo que la información recabada sobre mí se utilizará para otras
investigaciones en el futuro, y puede ser compartida con otros investigadores siempre que
se mantenga mi anonimato. ☐

5. (Si procede) Doy mi consentimiento para que mi médico de cabecera sea informado de mi
participación en este estudio. / Doy mi consentimiento para que mi médico de cabecera
participe en el estudio, lo que incluye cualquier intercambio de información necesaria sobre
mí entre mi médico de cabecera y el equipo de investigación. ☐

6. (Si procede) Entiendo que los datos personales que posee y guarda el Centro de Salud _____
(modifíquese según proceda) y otros organismos del Servicio Nacional de Salud de _____
(indíquese el país) pueden utilizarse para ponerse en contacto conmigo o proporcionarme
información sobre mi estado de salud. ☐

7. Doy mi consentimiento para participar en este estudio. ☐

Nombre de la persona participante	Fecha	Firma

Nombre de la persona que recibe el consentimiento	Fecha	Firma

Una vez relleno este formulario, hágase 1 copia para el participante, 1 copia para los archivos del
centro investigador y 1 copia para guardar en el archivo médico.

3. Formulario de consentimiento para participar en una investigación

161

consentimiento para dejar constancia de que está de acuerdo. La figura 3 muestra un ejemplo de un formulario de consentimiento.

De ahí que, para no cometer abusos con los participantes en investigaciones en las regiones no occidentales y regular la investigación en los países pobres, se hayan empleado los mismos esquemas de investigación y códigos éticos desarrollados en Europa y América del Norte y apoyados por los principales entes financieros occidentales. Se han creado comités de ética de la investigación en los hospitales donde se efectúa la investigación, y se espera que los investigadores que trabajan fuera de sus fronteras nacionales tengan en cuenta las mismas consideraciones sobre bienestar y derechos de los participantes que se aplican en los países occidentales.

Aunque la exportación de estas ideas occidentales sobre consentimiento válido (y el resto de los principios éticos) a países no occidentales parezca un procedimiento decente para evitar abusos con quienes participen en la investigación en estos países, ¿no constituye un ejemplo más de imperialismo occidental?

El consentimiento cuestionado

Algunas personas han esgrimido que quienes viven en lugares como las zonas rurales de Kenia, donde, por ejemplo, se está llevando a cabo una investigación importante sobre la malaria, no siempre toman sus decisiones (incluida la de participar o no en una investigación) como individuos dueños de su trayectoria vital única e independiente de acuerdo con sus intereses y valores personales. A veces las decisiones se rigen por procedimientos más complejos en los que intervienen los ancianos de la aldea, el cabeza de familia u otros elementos que reflejan la pertenencia del individuo a una tribu o grupo local. O bien se trasladan por completo a otra persona, tal vez a un miembro mayor de la comunidad o, en el caso de las mujeres, al marido o al cabeza de familia dentro de un grupo familiar. De este modo, prosigue la argumentación, la imposición del respeto a la autonomía individual, que es requisito indispensable para obtener un consentimiento individual válido, y que equivale a imponer el valor occidental del individualismo extremo, un valor resultante de la historia y la cultura de Occidente y que tal vez sea menos preponderante en la cultura keniana.

Una manera de eliminar esta imposición de valores sería que los investigadores de los países e instituciones occidentales evitaran realizar cualquier investigación en países no occidentales. Pero eso traería como consecuencia que durante mucho tiempo hubiera poca o ninguna investigación médica capaz de contribuir con eficacia a reducir la morbilidad y la mortalidad de muchas de las enfermedades que causan tanto sufrimiento en los países no occidentales con menor PIB per cápita. Sería abdicar por completo de la responsabilidad que tienen los países más ricos de ayudar a los más pobres y, por tanto, no sería ético.

Una respuesta más razonable sería que los investigadores de países occidentales que trabajan en países no occidentales aceptaran las pautas de consentimiento utilizadas por la cultura en la que se efectúa la investigación. En algunas culturas, esto podría implicar olvidarse por completo del consentimiento individual. En su lugar, es posible que hubiera que pedir al jefe de una comunidad o a algún familiar el permiso necesario para reclutar a una persona para que participe en un estudio o para tomarle muestras de sangre para ese estudio.

Sin embargo, olvidarse por completo del requisito del consentimiento individual resulta problemático. El acatamiento de las normas locales podría ir en contra de los intereses del participante individual o de sus valores personales. Aunque en la vida cotidiana de esa persona sea habitual que las decisiones las tomen otros –su marido o un anciano, tal vez–, el compromiso con el consentimiento en la ética de la investigación nace de la exigencia fundamental de respetar al individuo como persona capaz de tomar decisiones propias. Un seguimiento escrupuloso de las normas locales podría obligar a los investigadores occidentales a actuar y respaldar prácticas que consideran apartadas de la ética. Tal como señalan Kamuya y sus compañeros en relación con la toma de muestras de sangre, eso podría implicar contar tan solo con el consentimiento del marido o del anciano de la aldea sin permitir que la propia mujer se niegue.

Hay una tercera vía que requiere que el especialista en ética se levante del sillón proverbial del filósofo. Para superar los conflictos culturales es necesario que la ética médica occidental aporte algo más que una reflexión, una indagación y una argumentación cuidadosas. Requiere compromiso: un diálogo, un debate y una implicación sistemáticos con la otra cultura, la cual puede presentar, a su vez, gran diversidad cultural. Esta respuesta no aspira a crear un consenso local sobre la relevancia de los principios éticos universales ni obliga a dejar de lado estos principios para adoptar las normas sociales y culturales locales. Consideramos que el camino a seguir para realizar una investigación éticamente sólida con investigadores y participantes de culturas muy diferentes podría describirse como una colaboración respetuosa. Veamos cómo podría funcionar en la práctica.

La colaboración respetuosa en la práctica

Un punto de partida práctico para el tipo de colaboración respetuosa que defendemos consiste en crear juntas consultivas comunes, tal como se ha hecho en los estudios de investigación del VIH efectuados en Camboya y Nigeria. Estas juntas consisten en equipos de personas de una misma comunidad que comparten una identidad, historia, idioma y cultura comunes, pero tienen en cuenta la diversidad de las comunidades en las que se realiza la investigación. La creación de una junta consultiva de este tipo requiere lograr una representación real de la comunidad y reproducir la dinámica de poder entre los miembros relevantes de esa sociedad. A veces, la composición de la junta representará a un grupo de ancianos de la aldea que suelen encargarse de los asuntos que afectan a la comunidad. En otras ocasiones, la junta consultiva estará formada por un grupo más amplio de personas lugareñas que comparten la responsabilidad de resolver los problemas que afectan a la comunidad en su conjunto. La participación de la comunidad aspira a abordar el problema de la idea occidental del consentimiento de tres maneras esenciales.

Objetivo 1: adaptar y difundir información sobre cómo deberían funcionar los procesos de consentimiento

El primer objetivo de la participación de la comunidad consiste en garantizar que el consentimiento informado y los procedimientos para obtenerlo se adecuen a la población local, de la que saldrán quienes participen en la investigación. Las poblaciones locales suelen tener un conocimiento limitado de la atención sanitaria, la investigación o los requisitos sociales para dar un consentimiento. Una junta consultiva esclarecerá si es apropiado o no el procedimiento occidental para la obtención de un consentimiento por escrito y firmado. Es posible que un sistema más informal para trabajar con un participante a lo largo de un periodo de tiempo, esté más en consonancia con las prácticas locales y se entienda mejor por parte de los posibles participantes.

El tipo de información que debe revelarse a los participantes antes del reclutamiento también se puede decidir con la participación de la comunidad. La explicación pormenorizada de los procedimientos médicos que se utilizarán deberá transmitirse con claridad recurriendo tal vez a las lenguas locales o a la representación gráfica de la información. Puede que sea necesario explicar detalles que no suelen exponerse en un proceso de consentimiento estándar. Por ejemplo, la investigación médica suele requerir la toma de muestras de sangre u otros tejidos biológicos. Es posible que convenga analizar esas muestras en los países ricos, que cuentan con laboratorios mejor equipados que el país no occidental en el que se han tomado. Sin embargo, la investigación ética llevada a cabo por Paulina Tindana y su equipo en Ghana ha revelado que la trascendencia que atribuye la población local a los productos sanguíneos puede causar inquietudes específicas entre los participantes si se envían las muestras de sangre y tejidos a otro país para su análisis. En algunos casos, el grado de preocupación que suscita la exportación de muestras de sangre o tejidos podría dar lugar a la exigencia ética de crear equipamientos locales para el análisis de las muestras, en lugar de limitarse a modificar el procedimiento para obtener un consentimiento.

Las juntas consultivas creadas en Kenia han demostrado que en ocasiones es necesario que los investigadores asuman una función educadora durante el proceso para obtener un consentimiento. Los empleados de instituciones locales creadas para efectuar investigaciones médicas también pueden colaborar en la prestación de asistencia sanitaria. Es posible que los participantes potenciales en una investigación tengan un conocimiento limitado de estas dos funciones distintas: la realización de la investigación y la prestación de asistencia sanitaria. Es probable que cualquier proceso de consentimiento deba explicar cuestiones básicas sobre asistencia sanitaria, sobre tratamientos y sobre la relación que existe entre un tratamiento y la investigación.

Objetivo 2: esclarecer y crear vías adecuadas de captación

El segundo objetivo de la participación comunitaria es modificar los métodos habituales para contactar y reclutar participantes. Se ha logrado un avance importante al atribuir peso a los investigadores de campo para la captación de participantes. Estos investigadores son miembros de la comunidad local que se contratan para efectuar los procedimientos de investigación que requieren los estudios mediante la toma de muestras y de otras clases de datos. Son ellos, y no los investigadores de las instituciones occidentales, quienes establecen contacto con la población local y toman la iniciativa para obtener los consentimientos. Las juntas consultivas contribuyen a decidir dónde deben conseguir los permisos estos investigadores de campo, lo que a menudo requiere visitar domicilios privados.

Es probable que la orientación que ofrecen estas juntas sea crucial para ayudar a los investigadores a manejarse con las complejas expectativas locales sobre los procedimientos para decidir y otorgar un consentimiento. Por ejemplo, si las prácticas locales exigen que las mujeres busquen asesoramiento o transfieran la responsabilidad de la decisión sobre cuestiones de salud a sus maridos u otros miembros masculinos de la familia, entonces el procedimiento para que una mujer dé su consentimiento debe tener en cuenta estas expectativas. Por lo común, el investigador de campo deberá establecer un procedimiento que permita tomar decisiones compartidas. Esto otorga a la mujer implicada el control general sobre la decisión, pero también anima a participar a otras personas que suelen intervenir en las decisiones relacionadas con la vida de esa mujer, siempre que ella esté de acuerdo. Por ejemplo, un marido puede manifestar su opinión sobre la participación de su esposa en una investigación, y ella puede tenerla en cuenta a la hora de decidir si participar o no. El cometido del investigador de campo consiste en animar a la mujer a considerar los diferentes puntos de vista expresados junto con sus propias valoraciones para que tome una decisión. Es perfectamente posible que quiera participar porque valore el punto de vista de su marido. Siempre que haya reflexionado sobre su decisión de esta manera, este sistema evidencia un respeto adecuado por su cultura al mismo tiempo que respeta que, si da su consentimiento, será ella quien participe en los procedimientos de la investigación.

Objetivo 3: respetar a los individuos y las comunidades en las que viven

El último objetivo refleja una característica más intrínseca de la participación comunitaria. La creación de una junta consultiva puede contribuir por sí misma a cumplir el requisito fundamental de respetar a los individuos. Aparte de proporcionar una orientación específica sobre cómo adaptar el consentimiento, la junta puede ejercer una función de control mediante la determinación de si una investigación concreta es adecuada para que la población local participe en ella. Respetar los puntos de vista y las opiniones de los representantes de la comunidad otorga a cualquier organismo local el poder suficiente para orientar las prácticas investigadoras teniendo en cuenta los valores de la población local. Es importante que la junta consultiva sea constructiva –es decir, que en términos generales tenga una opinión positiva sobre la investigación– y que, al mismo tiempo, sea independiente de las entidades financieras y de los investigadores occidentales para poder decir cuándo es inapropiada la investigación propuesta.

Desarrollar argumentos dentro de un contexto

Es probable que la participación de la comunidad dé como resultado un sistema de consentimiento muy diferente de las formulaciones que suelen utilizarse en la investigación médica realizada en Occidente. El respeto a la población local no dará lugar a un proceso de consentimiento estandarizado de talla única. Esto no significa que haya que descartar sin más los principios éticos en los que se basa el requisito del consentimiento y otros relacionados con la investigación para adoptar los valores locales. El principio rector de respetar a los participantes y permitirles tener un control general sobre su participación en la investigación se mantiene como requisito, y en algunos casos limitará el nivel de adaptación para acatar los valores y prácticas culturales locales.

El avance dependerá sobre todo de la elaboración de argumentos éticos convincentes dentro de contexto, de que se acuerden unas pautas argumentativas fijas y de que se configure el formato de los debates entre los investigadores y las juntas consultivas. En este proceso, los investigadores no deben dejar de lado nada relevante que tenga que ver con los valores, creencias y expectativas de la población local sin una buena razón. Los miembros de la junta tampoco pueden descartar las consideraciones que tengan un peso ético preponderante en ese contexto. Esto incluye el valor de respetar la autonomía de una persona y también incluirá otros valores que sirvan de base a los códigos éticos de investigación internacionales: el requisito de obtener un equilibrio razonable entre riesgo y beneficio para los participantes, y el requisito de dar un trato justo a los participantes. Pero el avance también depende de las relaciones entre las personas. A menos que existan una confianza y un respeto mutuos entre las distintas personas implicadas, la investigación colaborativa no será posible por muy buenos argumentos que haya.

Estamos convencidos de que los métodos fundamentales de la ética médica resisten los desafíos que plantean tanto el desarrollo de la tecnología como la colaboración y el choque entre culturas. Sin embargo, el contenido, los valores implicados y la forma en que se equilibran estos valores deben estar sometidos a una supervisión continua. Al igual que el pasado, el futuro es, en efecto, un país extraño.

10
Una ojeada al futuro

Corre el año 399 a.C. Sócrates comparece ante el tribunal de Atenas acusado, entre otras cosas, de corromper a la juventud. Es declarado culpable. Su acusador propone un castigo; Sócrates tiene derecho a plantear una alternativa. El tribunal debe elegir entre ambas.

Sócrates comienza su discurso:

> Por consiguiente, este hombre propone para mí la pena de muerte. Sea, pero ¿qué pena alternativa puedo yo proponeros, atenienses? [...] me dirigí en privado a cada uno de vosotros para, así como os lo digo, reportaros el mayor beneficio, tratando de persuadir a cada cual de que no se ocupara antes de sus intereses que de llegar a ser él mismo lo mejor y más sensato posible [...].[3]

Sócrates considera que merece una manutención vitalicia a expensas públicas por los servicios que ha

---

[3] Las citas textuales de la *Apología de Sócrates* que figuran en este capítulo se han extraído de Platón: *Apología de Sócrates. Menón. Crátilo*; trad. de Óscar Martínez García; Madrid: Alianza Editorial, 2004. *(N. de la T.)*

prestado a la sociedad, pero sabe que es poco probable que el tribunal apruebe esa recompensa. Al final concluye, más sensato, ofreciéndose a pagar una multa, pero antes de hacerlo plantea la posibilidad de la única sentencia que el tribunal habría aceptado de buena gana en lugar de la muerte.

> ¿Me habré de proponer, entonces, la pena de destierro? Tal vez sea esta la pena que me reserváis. Pero desde luego, atenienses, grande tendría que ser mi apego a la vida si yo estuviera tan loco como para no ser capaz de entender que ni vosotros, que sois mis conciudadanos, sois capaces de aguantar mis soflamas y mis discursos, sino que se os han hecho tan pesados y tan odiosos que tratáis ahora de deshaceros de ellos. ¿Acaso otros van a soportarlos mejor?

A continuación, contempla (aunque rechaza) la posibilidad de exiliarse cejando en su búsqueda de la virtud a través de la conversación y el debate. Es en este punto donde emite una de sus afirmaciones más célebres: «para un hombre una vida no examinada no merece ser vivida».

La ética médica trata sobre la vida que se examina dentro del amplio contexto de la asistencia sanitaria. Como hemos visto, este contexto nos incumbe a todos. Hay quien trabaja o aspira a trabajar en la medicina, la enfermería u otras profesiones relacionadas con la salud. Hay quien trabaja dentro de la comunidad cuidando a personas que sufren alguna discapacidad debido a una enfermedad. Algunas personas nos vemos obligadas a actuar como cuidadoras cuando la enfermedad afecta a algún familiar o a alguna amistad. Casi todos nos convertimos, en ocasiones, en enfermos. Y todos formamos parte de una sociedad que se enfrenta a problemas relacionados con la ética médica: cómo deben gastarse los recursos sanitarios; cómo hay que tratar a quienes padecen una enfermedad mental grave tanto por su propio bien como, a veces, para proteger al resto; cuáles deben ser los límites, en caso de necesitar alguno, para facilitar la reproducción o para aliviar la muerte.

La ética médica es una disciplina práctica. Se ocupa de esclarecer cuál es la actuación correcta en una situación específica y a menudo con una persona concreta. El mundo no es estático y continuamente surgen situaciones nuevas. El razonamiento ético no consiste en aplicar un algoritmo a una situación, tal como esperamos haber demostrado en esta obra. Requiere imaginación. Exige comparar y contrastar circunstancias diversas. Recurre a muchas clases de argumentos.

El futuro de la ética médica, la forma en que seguirá evolucionando y cambiando, dependerá en gran medida de la naturaleza de las situaciones nuevas que vayan surgiendo, y consideramos muy probable que estas provengan de dos grandes áreas: los avances científicos y tecnológicos, por un lado, y los cambios sociales y culturales, por otro.

Avances científicos y tecnológicos

Puede que no falte mucho para que los métodos basados en los avances genéticos y farmacológicos puedan utilizarse no solo para prevenir enfermedades y discapacidades, sino también para perfeccionar al ser humano, por ejemplo, potenciando la inteligencia o la capacidad de una persona para actuar de manera ética. La mayoría de nosotros considera adecuado mejorar las capacidades intelectuales y el comportamiento moral de los niños a través de una buena educación, pero ¿sería correcto hacerlo a través de terapias génicas? Y, en tal caso, ¿en qué condiciones y con qué normativa legal?

Estamos reparando con rapidez en que la investigación con células madre tiene el potencial de desarrollar tratamientos novedosos y efectivos. A partir de las células de una persona (por ejemplo, a partir de las células de la mejilla) podrían crearse órganos humanos aislados, como riñones y tal vez cerebros, sin necesidad de formar un ser humano completo. Estos procedimientos podrían ser muy valiosos para el trasplante de órganos.

La investigación con células madre también permitirá en breve crear seres humanos a partir de dos progenitores del mismo sexo, o incluso de las células de un solo progenitor. También es probable que permita crear nuevas criaturas que consistan en una combinación de partes humanas y animales.

La biología sintética, que utiliza los métodos de la ingeniería con componentes biológicamente activos, como el ADN sintético, podría conducir a la producción de organismos vivos a partir de componentes inertes y de secuencias de ADN jamás halladas en la naturaleza.

Los avances en la tecnología de la información y la inteligencia artificial (IA) incrementarán el empleo de ordenadores y robots para la obtención de diagnósticos médicos y la prestación de asistencia sanitaria. El desarrollo de programas que aprenden y se desarrollan de forma autónoma y que toman decisiones médicas que no se pueden someter al escrutinio humano, planteará cuestiones novedosas y complejas relacionadas con la responsabilidad y la rendición de cuentas.

La capacidad de ordenadores muy potentes para gestionar y analizar conjuntos enormes de datos (*big data*) ya está generando problemas difíciles sobre consentimiento, confidencialidad y propiedad. Los sistemas sanitarios están acometiendo el ambicioso objetivo de mejorar los resultados médicos mediante la recopilación, el almacenamiento y la integración de datos sobre la composición genética de los pacientes, sus historiales médicos y sus circunstancias socioeconómicas más amplias. Pero no está nada claro cómo debe obtenerse el consentimiento de los pacientes cuando se sabe muy poco sobre qué uso futuro se prevé para estos conjuntos de datos, o incluso si esos pacientes deben tener algún derecho sobre sus datos una vez analizados, adaptados e integrados con los datos de otros pacientes, y nuevamente analizados.

Cambios culturales y el contexto internacional

La ética médica ha formado parte de los significativos cambios culturales que se han producido en muchos países occidentales en las últimas décadas, y que han reforzado los derechos individuales y la importancia del respeto a la autonomía de los pacientes. No hay ninguna razón para suponer que el cambio cultural se estancará ahora. De hecho, es probable que el cambio se torne cada vez más veloz. Como vimos en el capítulo 9, el contexto internacional en el que se desarrolla buena parte de la investigación médica moderna ha cuestionado la preponderancia y la universalidad de los códigos deontológicos desarrollados en los países occidentales. Parece inevitable que en las próximas décadas el contexto internacional tenga cada vez más peso en casi todos los ámbitos de la vida, incluidos los relacionados con la asistencia sanitaria. Es probable que esto depare cambios significativos, relevantes para la ética, en todos los países a medida que culturas con valores y costumbres religiosas, sociales y familiares muy diferentes intenten cooperar entre sí para lograr beneficios mutuos.

Las redes sociales también están influyendo en la evolución de la ética médica en diferentes sociedades y culturas. La posibilidad de acceder a información y de compartirla permite a las personas, incluso las de los países menos desarrollados, contar con información útil que les da más poder en numerosas situaciones, incluso para tener acceso a asistencia sanitaria y beneficiarse de ella. La propia ética médica se volverá más pública y contará con un abanico mucho más amplio de personas capaces de expresar sus opiniones de manera comprensible para cualquier habitante del mundo. Es posible que estos avances enriquezcan los debates, pero, al mismo tiempo, las redes sociales ofrecen un foro poderoso para emitir falsedades, socavar los conocimientos necesarios y dejar de lado la argumentación racional.

Sin embargo, a pesar de las diferencias entre el presente, el pasado y lo que habrá de venir, estamos convencidos de que los métodos básicos de la ética médica sobrevivirán. Los valores relevantes y las formas de encontrar un equilibrio entre todos ellos deben seguir analizándose, y cambiarán. Pero para que la ética médica siga siendo ética médica debe tener en su centro el razonamiento: aportar razones, mantener la coherencia entre las razones y permanecer siempre abierta a la crítica racional. Los desafíos de la tecnología y la globalización convierten en algo crucial que la ética médica siga progresando mediante el procedimiento de la argumentación racional y el análisis de los hechos, un procedimiento que se ha ido desarrollando a lo largo de los siglos desde que Sócrates recorrió las calles de Atenas haciéndose impopular por cuestionar las creencias de sus conciudadanos.

Notas y referencias

Capítulo 1: ¿Por qué es apasionante la ética médica?

La observación sobre los viejos maestros procede del poema de W.II. Auden «Musée des Beaux Arts». Londres: Faber and Faber, 1979.

I. Berlin 1953. *The Hedgehog and the Fox*. Londres: Weidenfeld and Nicolson. Versión en castellano: *El erizo y el zorro*; Barcelona: Península, 2016; trad. de Carles Andreu Saburit.

Z. Smith 2003. Review. *The Guardian* (Londres), 1 noviembre, p. 6.

Capítulo 2: Muerte asistida: ¿buenas prácticas o asesinato?

C. Spencer 1996. *Heretic's Feast: A history of vegetarianism*. Dartmouth: University Press of New England.

N. Warburton 2007. *Thinking from A to Z*, 3.ª ed. Abingdon: Routledge. Versión en castellano: *Pensar de la A a la Z*; Barcelona: Gedisa, 2016; trad. de Gabriela Ubaldini.

Capítulo 3: Herramientas para el razonamiento ético

A. Flew 1989. *An Introduction to Western Philosophy.* Londres: Thames and Hudson.

R. Gillon 1986. *Philosophical Medical Ethics.* Oxford: Wiley & Sons.

R. Nozick 1974. *Anarchy, State, and Utopia.* Nueva York: Basic Books.

N. Warburton 2007. *Thinking from A to Z*, 3.ª ed. Abingdon: Routledge. Versión en castellano: *Pensar de la A a la Z*; Barcelona: Gedisa, 2016; trad. de Gabriela Ubaldini.

Capítulo 4: Personas que no existen, al menos por ahora

L. Sterne 1760. *The Life and Opinions of Tristram Shandy, Gentleman.* Londres: Everyman Library, cap. 1. Versión en castellano: *Vida y opiniones del caballero Tristram Shandy*; Madrid: Cátedra, 2005; trad. de Fernando Toda.

I. Kennedy y A. Grubb 2000. *Medical Law*, 3.ª ed. Londres: Butterworths, pp. 1272-3.

D. Parfit 1984. *Reasons and Persons.* Oxford: Oxford University Press. Versión en castellano: *Razones y personas*; Madrid: Antonio Machado Libros, 2005; trad. de Mariano Rodríguez González.

Capítulo 5: Incoherencias sobre la locura

El debate sobre la protección de la sociedad frente a las personas peligrosas debe mucho a Harriet Mather, quien desarrolló gran parte de estas ideas en el curso de su formación como estudiante de medicina.

Capítulo 6: Ayudar a quien ayuda

D. Parfit 1984. *Reasons and Persons*. Oxford: Oxford University Press, p. 281. Versión en castellano: *Razones y personas*; Madrid: Antonio Machado Libros, 2005; trad. de Mariano Rodríguez González.

Capítulo 7: Establecer un procedimiento justo

T. Bullimore 1997. *Saved*. Londres: Time Warner Books. El cálculo de lo que costó el rescate no es nada sencillo, tal como expone el propio Bullimore (véase la página 293). Cabría poner un precio a todas las horas de trabajo de cada persona que intervino en él, al uso del avión y del barco. Probablemente, todo ello sumaría varios millones de libras. También cabría argumentar que todo aquel personal habría cobrado su sueldo de todos modos, por lo que el único coste adicional radicó en el desgaste de los aviones y los barcos. Pero también se podría decir que el rescate fue un entrenamiento útil y sin costes. En muchos casos, la estimación de los costes de las intervenciones sanitarias está abierta de igual manera a una variación enorme dependiendo de lo que se incluya en el cálculo.

Capítulo 8: La genética moderna pone a prueba la idea tradicional de confidencialidad

General Medical Council. 2017. *Confidentiality: Good Practice in Handling Patient Information*. Londres: GMC. https://www.gmc-uk.org

M. Parker y A. Lucassen 2001. «Revealing false paternity: some ethical considerations». *The Lancet*, 357: 1033-5.

M. Parker y A. Lucassen 2004. «Genetic information: a joint account?». *BMJ*, 329: 165. Véase además: M. Parker y A. Lucassen 2018. «Using a genetic test result in the care of family members: how does the duty of confidentiality apply?». *European Journal of Human Genetics*. https://doi.org/10.1038/s41431-018-0138-y

Capítulo 9: Cultura, consentimiento y comunidad

Utilizamos las expresiones «países occidentales» y «países no occidentales» para diferenciar las partes del mundo que financian la investigación sanitaria internacional de las zonas que la acogen. Dentro del contexto de las denuncias de imperialismo, consideramos que estas dos expresiones son preferibles a otras alternativas, como «países de ingresos altos» y «países de ingresos bajos», «países más desarrollados económicamente» y «países menos desarrollados económicamente», o «norte global» y «sur global». Hans Rosling aboga, por buenas razones, por utilizar cuatro niveles de renta (el nivel 1 es el más pobre) para resumir los datos mundiales. Kenia y Ghana (los principales países «anfitriones» de los ejemplos utilizados en este capítulo) se ubican en el nivel 2, y Estados Unidos y Reino Unido (principales países «financiadores» de los ejemplos utilizados) se catalogan en el nivel 4 (véase https://www.gapminder.org).

D. M. Kamuya, S.J. Theobald, V. Marsh, M. Parker, W.P. Geissler y S.C. Molyneux. 2015. «"The one who chases you away does not tell you go": silent refusals and complex power relations in research consent processes in coastal Kenya». *PLoS One*, 10(5): c0126671.

P. Tindana, C.S. Molyneux, S. Bull y M. Parker. 2014. «Ethical issues in the export, storage and reuse of human biological samples in biomedical research: perspectives of key stakeholders in Ghana and Kenya». *BMC Medical Ethics*, 15: 76.

Capítulo 10: Una ojeada al futuro

Las declaraciones de Sócrates se han extraído de la obra de Platón titulada *Apología de Sócrates*. Versión en castellano: *Apología de Sócrates. Menón. Crátilo*. Madrid: Alianza Editorial, 2004; trad. de Óscar Martínez García.

Lecturas adicionales

Esperamos que este «aperitivo» sobre la ética médica le haya abierto el apetito por el tema. A continuación proponemos lecturas adicionales sobre temas específicos relacionados con cada capítulo.

Capítulo 1: ¿Por qué es apasionante la ética médica?

Los métodos de la ética médica son, por supuesto, los de la ética en general; lo específico es la materia. Pero, dicho esto, la ética médica es una subdivisión de la ética práctica especialmente innovadora en sus metodologías. Un campo en desarrollo es el empleo de métodos empíricos tomados de las ciencias sociales. La investigación empírica y el análisis filosófico se pueden combinar para enriquecer la calidad de los argumentos de la ética médica. Dos buenos libros que analizan el uso de diferentes metodologías y métodos son:

J. Sugarman y D. Sulmasy (eds.) 2010. *Methods in Medical Ethics*, 2.ª ed. Georgetown: Georgetown University Press.

J. Ives, M. Dunn y A. Cribb (eds.) 2016. *Empirical Bioethics: Theoretical and Practical Perspectives.* Cambridge: Cambridge University Press.

Hay varias enciclopedias de ética que ofrecen buenas
introducciones a temas concretos con listas de referencias útiles. Algunos ejemplos son:

R. F. Chadwick (ed.) 2011. *Encyclopedia of applied ethics,*
2.ª ed. San Diego: Academic Press.
H. ten Have (ed.) 2016. *Encyclopedia of Global Bioethics.*
Nueva York: Springer.
H. LaFollette (ed.) 2013. *The International Encyclopedia
of Ethics.* Oxford: Wiley-Blackwell.

Dos enciclopedias en línea excelentes y de acceso libre
revisadas por pares son:

Internet Encyclopaedia of Philosophy (IEP): http://
www.iep.utm.edu/
Stanford Encyclopaedia of Philosophy (SEP): https://
plato.stanford.edu/

Vale la pena analizar tres tipos contrastados de teoría
ética: las teorías basadas en el deber, el utilitarismo y
la ética de la virtud.
Los capítulos de Onora O'Neill (pp. 175-85), Nancy
Davis (pp. 205-18) y Jonathan Dancy (pp. 219-29) del
libro *A Companion to Ethics,* editado por Peter Singer
(Oxford: Blackwells), ofrecen exposiciones claras y
bastante detalladas de las distintas formulaciones de
la ética basadas en el deber.
Para una exposición breve pero rigurosa de la teoría
moral de Kant, véase:

R. Walker 1998. *Kant and the Moral Law.* Londres: Phoenix Orion Publishing Group, pp. 39-42; o bien

R. Scruton 2001. *Kant: A Very Short Introduction.* Oxford: Oxford University Press.

Con respecto al utilitarismo, los ensayos clave de sus fundadores, Jeremy Bentham y John Stuart Mill, se pueden encontrar en:

Ryan (ed.) 1987. *Utilitarianism and other Essays: JS Mill y J Bentham.* Penguin: Harmondsworth.

Una obra clara y amplia que ofrece un análisis filosófico útil del utilitarismo es:

R. Crisp 1997. *Mill on Utilitarianism.* Londres: Routledge.

Muchos especialistas actuales en ética médica, así como profesionales de la salud, encuentran útil e interesante el planteamiento de la «ética de la virtud». Una obra que reúne varios artículos que utilizan la formulación de la ética de la virtud, algunos de ellos en el ámbito de la ética médica, es:

R. Crisp y M. Slote (eds.) 1997. *Virtue Ethics* (Oxford Readings in Philosophy). Oxford: Oxford University Press.

Un libro de texto sobre ética médica mucho más amplio escrito con el enfoque pionero de «los cuatro principios» para el análisis de la ética médica es:

T.L. Beauchamp y J.F. Childress 2013. *Principles of Bio-medical Ethics*, 7ª ed. Nueva York: Oxford University Press.

Otras obras generales sobre ética médica son:

M. Parker y D. Dickenson 2010. *The Cambridge Medical Ethics Workbook*, 2.ª ed. Cambridge: Cambridge University Press. Presenta muchos casos tomados de la asistencia sanitaria en varios países europeos, junto con un análisis de los mismos. Es una mezcla entre libro de texto y manual de casos prácticos.

R. E. Ashcroft, A. Dawson, H. Draper y J. McMillan 2007. *Principles of Health Care Ethics*, 2.ª ed. Nueva York: John Wiley. Se trata de una enciclopedia erudita y detallada de las teorías, los principios y las cuestiones éticas más comunes que surgen dentro de la atención sanitaria.

Dos libros de texto dirigidos sobre todo a estudiantes de medicina y médicos noveles son:

D. Wilkinson, J. Herring y J. Savulescu. *Medical Ethics and Law: The core curriculum*, 3.ª ed. Ámsterdam: Elsevier.

P. Davey, A. Rathmell, M. Dunn, C. Foster y H. Salisbury 2016. *Medical Ethics, Law and Communication at a Glance.* Nueva York: Wiley.

El mundo académico comparte ideas a través de revistas en la misma medida que a través de libros. Muchos de los artículos publicados en ellas, aunque desde luego no todos, son accesibles para lectores legos interesados.

La revista *The Journal of Medical Ethics* está dirigida tanto a profesionales de la salud como a filósofos. También tiene un buen sitio web: https://jme.bmj.com/

Clinical Ethics también está orientada a los profesionales de la salud y es muy empírica: http://journals.sagepub.com/home/cet

The Hastings Center Report cubre una gama amplia de artículos sobre ética médica práctica y de orientación política: https://www.thehastingscenter.org/publications-resources/hastings-center-report/

Otras cinco grandes revistas internacionales sobre ética médica con una perspectiva eminentemente filosófica son: *Bioethics*; *American Journal of Bioethics*; *The Kennedy Institute of Ethics Journal*; *Medicine, Health Care and Philosophy*, y *Cambridge Quarterly of Healthcare Ethics*.

Otros organismos, tanto gubernamentales como independientes, elaboran informes sobre cuestiones relacionadas con la ética médica. A menudo proporcionan referentes éticos u orientaciones para reflexionar sobre las cuestiones desde una perspectiva política. Uno de estos organismos es el Nuffield Council on Bioethics de Reino Unido, que ha elaborado gran variedad de informes sobre ética médica: http://nuffieldbioethics.org/. Otro organismo lo constituyó la Commission for the Study of Bioethical Issues («Comisión Presidencial para el Estudio de Cuestiones Bioéticas»), creada en 2009 pero disuelta por la Administración Trump en 2017. Sus informes están archivados en: https://bioethicsarchive.georgetown.edu/pcsbi/index.html

Las revistas *Journal of Applied Philosophy* y *Journal of Practical Ethics* cubren la filosofía aplicada en general. Eso incluye disciplinas como la ética medioambiental, la criminología y la ética empresarial, así como temas sobre ética médica.

Capítulo 2: Muerte asistida: ¿buenas prácticas o asesinato?

Un análisis excelente, legible y sofisticado desde un punto de vista filosófico de las cuestiones éticas relacionadas con el final de la vida se ofrece en:

J. Glover 1977. *Causing Death and Saving Lives*. Londres: Penguin.

Un libro útil que abarca gran diversidad de cuestiones médicas relacionadas con el final de la vida es:

D. W. Brock 1993. *Life and Death: Philosophical Essays in Biomedical Ethics*. Cambridge: Cambridge University Press.

El siguiente libro abre un debate más amplio sobre la ética de matar y la función de distintos individuos para poner fin a una vida. Hay capítulos específicos dedicados a la eutanasia, la interrupción del embarazo y el infanticidio:

J. McMahan 2002. *The Ethics of Killing: Problems at the Margins of Life*. Oxford: Oxford University Press.

Si desea leer algo más sobre la eutanasia y el suicidio asistido por médicos en particular, los siguientes tres libros son una buena manera de iniciarse en la bibliografía existente sobre estos temas:

M. Battin, R. Rhodes y A. Silvers (eds.) 1998. *Physician Assisted Suicide: Expanding the Debate.* Nueva York: Routledge.

E. Jackson y J. Keown 2012. *Debating Euthanasia.* Oxford: Hart.

R. Huxtable 2013. *Euthanasia: All that Matters.* Londres: Hodder & Stoughton.

Si quiere saber cómo se generan los argumentos sobre la ética de decidir si poner fin o no a la vida de niños en estado crítico, y qué relación mantienen con las prácticas clínicas reales, una aportación excelente es:

D. Wilkinson 2013. *Death or Disability? The «Carmentis Machine' and Decision-making for Critically Ill Children.* Oxford: Oxford University Press.

Capítulo 3: Herramientas para el razonamiento ético

Hay gran variedad de recursos que ofrecen una introducción a técnicas filosóficas de argumentación y de razonamiento crítico. Un análisis claro y exhaustivo de cómo pensar en ética ilustrado con numerosos ejemplos es:

A. Thomson 1999. *Critical Reasoning in Ethics.* Londres: Routledge.

Una recopilación útil de tipos de falacias y de razonamientos válidos con un estilo simple de diccionario lo ofrece:

N. Warburton 2007. *Thinking from A to Z*, 3.ª ed. Londres: Routledge. Versión en castellano: *Pensar de la A a la Z*; Barcelona: Gedisa, 2016; trad. de Gabriela Ubaldini.

Una introducción amena a la lógica formal se encuentra en:

G. Priest 2000. *Logic: A Very Short Introduction*. Oxford: Oxford University Press. Este libro contiene una buena explicación de las paradojas sorites y del argumento de pendiente resbaladiza, pero, a pesar de su brevedad y accesibilidad, este libro aborda temas bastante técnicos.

Una introducción a la ética y al pensamiento ético, animada pero nada superficial, es:

S. Blackburn 2001. *Ethics: A Very Short Introduction*. Oxford: Oxford University Press.

Y si quiere dar otro paso atrás (de la ética a la filosofía en general) consulte:

E. Craig 2002. *Philosophy: A Very Short Introduction*. Oxford: Oxford University Press.

La tradición de la filosofía crítica (la tradición de la argumentación) comenzó en la antigua Grecia alrededor del siglo VI a. C. Una introducción excelente a la filosofía griega es:

J. Annas 2000. *Ancient Philosophy: A Very Short Introduction*. Oxford: Oxford University Press.

Y por qué no zambullirse en el mismísimo Platón y conocer a Sócrates como interrogador y como orador. Un punto de partida interesante lo ofrecen los diálogos de Platón que a veces se recopilan incluyendo Eutifrón, Apología (relato del juicio contra Sócrates, y una de las obras maestras dramáticas de la literatura occidental), Critón y Fedón (que termina con las últimas palabras de Sócrates mientras los efectos paralizantes de la cicuta recorren su cuerpo). Las citas textuales de Sócrates que figuran en este capítulo se han extraído de la obra en castellano: Platón. *Apología de Sócrates. Menón. Crátilo.* Madrid: Alianza Editorial, 2004; trad. de Óscar Martínez García.

Capítulo 4: Personas que no existen, al menos por ahora

La primera inspección importante del problema de la no identidad desde un punto de vista filosófico se encuentra en:

Parfit D. 1984. *Reasons and Persons* (capítulo 16). Oxford University Press: Oxford.

Un análisis adicional de las implicaciones del problema de la no identidad para los médicos se ofrece en:

T. Hope y J. McMillan 2012. «Physician's duties and the non-identity problem». *American Journal of Bioethics*, 12(8): 21-9. Este artículo va acompañado de una serie de comentarios de especialistas en ética médica que responden a las afirmaciones emitidas.

Un debate preliminar y animado sobre los interrogantes que plantea la posibilidad de seleccionar las características de nuestros hijos se da en:

J. Glover 1984. *What Sort of People Should There Be?* Harmondsworth: Pelican; y

J. Glover 2006. *Choosing Children: Genes, Disability, and Design.* Oxford: Oxford University Press.

Para acceder a debates más polarizados véase:

J. Savulescu y G. Kahane 2009. «The moral obligation to create children with the best life». *Bioethics*, 23(5): 274-90.

O, si se prefiere algo más breve y provocador:

J. Savulescu 2001. «Procreative beneficence: why we should select the best children». *Bioethics*, 15(5/6): 413-26; y

R. Sparrow 2010. «Should human beings have sex? Sexual dimorphism and human enhancement». *American Journal of Bioethics*, 10(7): 3-12.

Los dos libros siguientes analizan gran variedad de cuestiones relacionadas con la reproducción asistida y la nueva genética con una amplia cobertura de la bibliografía asociada:

R. Deech y A. Smajdor 2007. *From IVF to Immortality: Controversy in the Era of Reproductive Technology.* Oxford: Oxford University Press.

S. Wilkinson 2010. *Choosing Tomorrow's Children: The Ethics of Selective Reproduction*. Oxford: Oxford University Press.

La rama de la medicina reproductiva que plantea con más claridad problemas éticos importantes es la del aborto. Se ofrece un breve resumen de algunas de las principales posturas sobre el aborto en:

D. Wilkinson, J. Herring y J. Savulescu, 2018. *Medical Ethics and Law: The Core Curriculum*, 3.ª ed. Ámsterdam: Elsevier.

Dos artículos que aportan visiones sobre la moralidad del aborto apartadas del enfoque sobre el estatus moral del embrión son:

J.J. Thomson 1971. «A defence of abortion». *Philosophy and Public Affairs*, 1(1). (Reproducido en P. Singer [ed.] 1986. *Applied Ethics*. Oxford: Oxford University Press); y

R. Hursthouse 1991. «Virtue theory and abortion». *Philosophy and Public Affairs*, 20: 223-46. (Reproducido en R. Crisp y M. Slote [eds.] 1997. *Virtue Ethics*. Oxford: Oxford University Press, pp. 217-38).

Capítulo 5: Incoherencias sobre la locura

Una colección editada excelente que cubre una amplia variedad de disciplinas relacionadas con la ética y la enfermedad mental es:

S. Bloch y S.A. Green 2009. *Psychiatric Ethics*, 4.ª ed. Oxford: Oxford University Press.

El movimiento antipsiquiátrico de la década de 1960 generó algunas críticas mordaces y bien escritas en contra del concepto mismo de enfermedad mental y de los métodos coercitivos que usa la sociedad para tratar a los enfermos mentales. Dos de los libros más influyentes fueron:

R.D. Laing 1990. *The Divided Self.* Londres: Penguin Books. (Publicado por primera vez en 1960). Versión en castellano: *El yo dividido*; Madrid: Fondo de Cultura Económica, 1975; trad. de Francisco González Aramburo.

T. Szasz 1984. *The Myth of Mental Illness*, edición revisada. Nueva York: Harper Collins. (Publicado por primera vez en 1960). Versión en castellano: *El mito de la enfermedad mental*; Barcelona: Círculo de Lectores, 1999; trad. de Flora Setaro.

Es en el campo de la enfermedad mental donde más se han debatido las cuestiones filosóficas sobre el concepto y la clasificación de la enfermedad. El *Journal of Medical Ethics* ofrece una colección interesante de artículos con análisis éticos de estas cuestiones dentro de la psiquiatría:

G. Szmukler 2014. «When psychiatric diagnosis becomes an overworked tool». *Journal of Medical Ethics*, 40(8): 517-20.

M.D. Pickersgill 2014. «Debating DSM-5: diagnosis and the sociology of critique». *Journal of Medical Ethics*, 40(8): 521-5.

F. Callard 2014. «Psychiatric diagnosis: the indispensibility of ambivalence». *Journal of Medical Ethics*, 40(8): 526-30.

J.S. Blumenthal-Barby 2014. «Psychiatry's new manual (DSM-5): ethical and conceptual dimensions». *Journal of Medical Ethics*, 40(8): 531-6.

N. Bingham y N. Banner 2014. «The definition of mental disorder: evolving but dysfunctional?». *Journal of Medical Ethics*, 40(8): 537-42.

Un buen punto de partida para iniciarse en la lectura sobre el abuso de la psiquiatría con fines políticos es:

P. Chodoff 2009. «The abuse of psychiatry», en S. Bloch y S.A. Green (eds.), *Psychiatric Ethics*, 4.ª ed. Oxford: Oxford University Press.

Aunque no se aborda en este capítulo, hay numerosas cuestiones éticas que surgen de la práctica de la psicoterapia y que se analizan con cierto detalle en:

J. Holmes y R. Lindley 1998. *The Values of Psychotherapy*, ed. revisada. Londres: Karnac Books.

Capítulo 6: Ayudar a quien ayuda

Un buen resumen de los diversos desafíos éticos que surgen con el cuidado y el tratamiento de las personas con demencia se ofrece en:

Nuffield Council on Bioethics 2009. *Demencia: Ethical Issues*. Londres: Nuffield Council on Bioethics.

También existen estudios más generales sobre la ética de los cuidados comunitarios, residenciales y de larga duración. Las siguientes aportaciones analizan hasta qué punto los valores y principios de la ética médica deben modificarse o perfeccionarse cuando se aplican a los cuidados de larga duración:

G. Agich 2003. *Dependence and Autonomy in Old Age: An Ethical Framework for Long-term Care.* Cambridge: Cambridge University Press.

T. Hope y M. Dunn 2014. «The ethics of long-term care practice: a global call to arms», en A. Akabayashi (ed.), *The Future of Bioethics: International Dialogues.* Oxford: Oxford University Press.

Quienes escriben sobre la ética de los cuidados de larga duración suelen basarse en una teoría que hace hincapié en la relevancia moral de los cuidados en sí mismos, y la desarrollan. Hay una bibliografía muy variada sobre la «ética del cuidado», estrechamente relacionada con la ética de la virtud. Algunas introducciones de calidad son:

R. Tong 1998. «The ethics of care: a feminist virtue ethics of care for healthcare practitioners». *Journal of Medicine and Philosophy*, 23 (2): 131-52.

V. Held 2005. *The Ethics of Care: Personal, Political, and Global.* Oxford: Oxford University Press.

J.C. Tronto 2014. *Care ethics. The Encyclopaedia of Political Thought.* Oxford: Wiley-Blackwell, pp. 442-3.

Las alteraciones cognitivas caracterizadas por la aparición de la demencia plantean interrogantes sobre la condición humana. Un buen resumen de estas cuestiones se ofrece en el siguiente informe encargado por Alzheimer Europe:

Alzheimer Europe 2013. *Personhood.* https://www.alzheimer-europe.org/Ethics/Definitions-and-approaches/Other-ethical-principles/Personhood

Los interrogantes sobre la condición humana llevan asociadas preguntas sobre cómo se deben conceptualizar los intereses de la persona con demencia. Un breve resumen de los argumentos sobre cómo interpretar los intereses de las personas con demencia se encuentra en:

Nuffield Council on Bioethics 2009. *Demencia: Ethical Issues.* Londres: Nuffield Council on Bioethics, cap. 5.

Un argumento y un contraargumento importantes y centrales en este debate los ofrece:

R. Dworkin 1993. *Life's Dominion: An Argument about Abortion, Euthanasia, and Individual Freedom.* Nueva York: Knopf. Versión en castellano: *El dominio de la vida: una discusión acerca del aborto, la eutanasia y la libertad individual*; Barcelona: Ariel, 1998; trad. de Ricardo Caracciolo y Víctor Ferreres; véase el capítulo 7.
R. Dresser 1995. «Dworkin on dementia: elegant theory, questionable policy». *Hastings Center Report,* 25 (6): 32-8.

Capítulo 7: Establecer un procedimiento justo

Norman Daniels y James Sabin proponen una estrategia procedimental particular para garantizar la equidad en la toma de decisiones sobre la asignación de recursos que se describe en este capítulo:

N. Daniels y J.E. Sabin 1997. «Limits to health care: fair procedures, democratic deliberation, and the legitimacy problem for insurers». *Philosophy and Public Affairs*, 26: 303-50; y

N. Daniels y J.E. Sabin 2008. «Accountability for reasonableness: an update». *BMJ*, 337: a1850.

Este planteamiento está muy influido por la noción más general de justicia desarrollada por John Rawls:

J. Rawls 1971. *A Theory of Justice*. Cambridge, MA: Harvard University Press. Versión en castellano: *Teoría de la justicia*. México: Fondo de Cultura Económica, 1997; trad. de María Dolores González.

Un enfoque popular y más libertario para una teoría de la justicia es el que ofrece Nozick. En esta obra introduce también el experimento mental de la máquina de experiencias (véase el capítulo 3):

R. Nozick 1974. *Anarchy, State, and Utopia*. Nueva York: Basic Books.

Otra postura muy conocida sobre la justicia contraria a las de Rawls y Nozick es la que ofrece Cohen, quien defiende una interpretación particular del socialismo:

G. Cohen 1995. *Self-Ownership, Freedom and Equality*. Cambridge: Cambridge University Press. Versión en castellano: *Propiedad de sí, libertad e igualdad*.

Buenos Aires: Prometeo Libros, 2017; trad. de Mónica Rozanski.

Un resumen exhaustivo y muy accesible de las diferentes teorías de la justicia se ofrece en:

M. Sandel 2008. *Justice: What's the Right Thing to Do?* Londres: Penguin.

El argumento contra la «regla del rescate» que figura en este capítulo se basa en:

T. Hope 2001. «Rationing and life-saving treatment: should identifiable patients have higher priority?». *Journal of Medical Ethics*, 27(3): 179-85.

Otras dos posturas notables contra la regla del rescate son:

J. McKie y J. Richardson 2003. «The rule of rescue». *Social Science and Medicine*, 56(12): 2407-19.

M. Verweij 2015. «How (not) to argue for the rule of rescue: claims of individuals versus group solidarity», en I.G. Cohen, N. Daniels y N. Eyal (eds.), *Identified versus Statistical Lives: An Interdisciplinary Perspective*. Nueva York: Oxford University Press.

Se ofrecen dos defensas de interpretaciones particulares de la regla del rescate en:

M. Sheehan 2007. «Resources and the rule of rescue». *Journal of Applied Philosophy*, 24(4): 352-66.

T. Rulli y J. Millum 2016. «Rescuing the duty to rescue». *Journal of Medical Ethics*, 42(4): 260-4.

Para acceder a un buen conjunto de trabajos tanto prácticos como teóricos que cubren una amplia variedad de cuestiones actuales relacionadas con el racionamiento de la asistencia sanitaria, véase:

A. Coulter y C. Ham (eds.) 2000. *The Global Challenge of Health Care Rationing.* Buckingham: Open University Press; y

M. Battin, R. Rhodes y A. Silvers (eds.) 2012. *Medicine and Social Justice: Essays on the Distribution of Health Care.* Nueva York: Oxford University Press. Este libro aporta perspectivas de ambos lados del Atlántico.

P.M. Rosoff 2017. *Drawing the Line: Healthcare Rationing and the Cutoff Problem.* Nueva York: Oxford University Press. Este libro ofrece un análisis comprensible del racionamiento en el contexto sanitario de Estados Unidos a partir de los modelos de una sanidad universal.

El King's Fund lleva a cabo un estudio detallado sobre la rentabilidad y la política sanitarias, y ha elaborado una serie de informes sobre este tema en un contexto británico. Una introducción útil a la asignación de recursos en el mundo inglés se encuentra en:

D. Buck y A. Dixon. 2013. *Improving the Allocation of Health Resources in England: How to Decide Who Gets What.* Londres: The King's Fund. https://www. kingsfund.org.uk/sites/default/files/field/field_ publication_file/improving-the-allocation-of-health-resources-in-england-kingsfund-apr13.pdf

Para consultar una aportación que articula de forma más directa un conjunto de principios éticos para la asignación de recursos en Reino Unido, véase:

M. Sheehan y T. Hope 2012. «Allocating health care resources in the UK: putting principles into practice», en M. Battin, R. Rhodes y A. Silvers (eds.) 2012. *Medicine and Social Justice: Essays on the Distribution of Health Care*. Nueva York: Oxford University Press, cap. 17.

Capítulo 8: La genética moderna pone a prueba la idea tradicional de confidencialidad

Las cuestiones éticas que surgen de la genética y otras biotecnologías novedosas se corresponden con los sectores de la ética médica que se encuentran en crecimiento en la actualidad. Un libro excelente sobre ética y genética es:

A. Buchanan, D.W. Brock, N. Daniels y D. Wikler 2000. *From Chance to Choice: Genetics and Justice*. Cambridge: Cambridge University Press. Versión en castellano: *Genética y justicia*. Madrid: Cambridge University Press, 2002; trad. de Cristina Piña.

Recomendamos también dos informes recientes elaborados por el Consejo de Bioética de Nuffield, en los que se exponen las cuestiones éticas que plantean diversas biotecnologías novedosas:

Nuffield Council on Bioethics 2012. *Emerging Biotechnologies: Technology, Choice and the Public Good*. Londres: Nuffield Council on Bioethics. http://nuffieldbioethics.org/project/emerging-biotechnologies

Nuffield Council on Bioethics 2013. *Novel Neurotechnologies: Intervening in the Brain*. Londres: Nuffield Council on Bioethics. http://nuffieldbioethics.org/project/neurotechnology

El caso tal vez más conocido en contra del uso de la ingeniería genética se encuentra en:

M.J. Sandel 2007. *The Case against Perfection*. Cambridge, MA: Harvard University Press. Versión en castellano: *Contra la perfección: la ética en la era de la ingeniería genética*. Barcelona: Marbot Ediciones, 2007; trad. de Ramon Vilà Vernis.

Las críticas éticas alternativas sobre el potencial de las nuevas biotecnologías están relacionadas con la inquietud que despierta la eugenesia. El primer libro ofrece una buena historia de la eugenesia, y el segundo documento examina la eugenesia en relación con los avances tecnológicos más recientes:

D.J. Kevles 1995. *In the Name of Eugenics: Genetics and the Uses of Human Heredity*. Cambridge, MA: Harvard University Press.
D. Wikler 1999. «Can we learn from eugenics?». *Journal of Medical Ethics*, 25(2): 183-94.

Otras voces críticas se oponen al impacto discriminatorio que tendrán los avances en tecnologías genéticas en la vida de las personas con discapacidad. Para una recopilación de artículos sobre este asunto, véase:

E. Parens y A. Asch (eds.) 2000. *Prenatal Testing and Disability Rights*. Washington, DC: Georgetown University Press; y

E. Parens y A. Asch 2003. «Disability rights critique of prenatal genetic testing: reflections and recommendations». *Mental Retardation and Developmental Disabilities Research Reviews*, 9(1): 40-7.

El Consejo de Bioética de Nuffield (Nuffield Council on Bioethics) ofrece un análisis actualizado de la ética de las pruebas prenatales a medida que se dispone de nuevos métodos no invasivos para obtener información sobre la composición genética del feto:

Nuffield Council on Bioethics 2017. *Non-invasive Prenatal Testing: Ethical Issues*. Londres: Nuffield Council on Bioethics.

Para un análisis más extenso de cómo se ha integrado la genética en las prácticas médicas cotidianas, y las cuestiones éticas que surgen a quienes trabajan en los servicios de genética clínica, véase:

M. Parker 2012. *Ethical Problems and Genetics Practice*. Cambridge: Cambridge University Press.

Capítulo 9: Cultura, consentimiento y comunidad

El capítulo 9 llama la atención sobre un antiguo debate dentro de la ética médica que plantea si los principios éticos que expusimos en el capítulo 3 son universales o si tan solo son relevantes en entornos sanitarios «occidentales». Muchos de estos argumentos se han esgrimido al considerar si existe una diferencia relevante entre las teorías, valores o principios éticos «occidentales» y los «asiáticos». Para profundizar en los argumentos de este debate, véase, por un lado:

H. Widdows 2007. «Is global ethics moral neo-colonialism? An investigation of the issue in the context of bioethics». *Bioethics*, 21(6): 305-15.

H. Widdows 2011. «Western and Eastern principles and globalised bioethics». *Asian Bioethics Review*, 3(1): 14-22; y por otro lado:

S. Chattopadhyay y R. de Vries 2008. «Bioethical concerns are global, bioethics is western». *Eubios: Journal of Asian and International Bioethics*, 18(4): 106-9.

Un ejemplo más reciente de estos argumentos formulados dentro del contexto del multiculturalismo lo ofrece:

C. Durante 2018. «Bioethics and multiculturalism: nuancing the discussion». *Journal of Medical Ethics*; y una respuesta al anterior en:

T.L. Beauchamp 2018. «Comments on Durante's account of multiculturalism». *Journal of Medical Ethics*, 44(2): 84-5.

La postura que defendimos en este capítulo es la que hace hincapié en la importancia de la argumentación transcultural. Un buen ejemplo de este planteamiento lo ofrece:

A. Akabayashi (ed.) 2014. *The Future of Bioethics: International Dialogues*. Oxford: Oxford University Press.

Para consultar un análisis de los pasos específicos que podrían emprender los especialistas en ética médica para establecer un diálogo y un compromiso con los miembros de la comunidad en diferentes contextos internacionales, véase:

V.M. Marsh, D.M. Kamuya, A.M. Mlamba, T.N. Williams y S.S. Molyneux 2010. «Experiences with community engagement and informed consent in a genetic cohort study of severe childhood diseases in Kenya». *BMC Medical Ethics*, 11: 13.

P.Y. Cheah, K.M. Lwin, L. Phaiphun, L. Maelankiri, M. Parker, N.P. Day, N.J. White y F. Nosten 2010. «Community engagement on the Thai-Burmese border: rationale, experience and lessons learnt». *International Health*, 2(2): 123-9.

Uno de los aspectos que analizamos en este capítulo es que emprender una investigación médica en entornos no occidentales plantea desafíos en cuanto a la forma de realizarla. Las normativas internacionales intentan armonizar la investigación médica abordando estos problemas éticos. Los dos conjuntos principales y más recientes de directrices para la ética de la investigación internacional son:

The Council for International Organizations of Medical Sciences 2016. *International Ethical Guidelines for Health-related Research Involving Humans*. Ginebra: CIOMS.

World Medical Association 2013. *Declaration of Helsinki: Ethical principles for medical research involving human subjects*. Ferney-Voltaire: WMA.

Un informe más académico que ofrece una visión de conjunto excelente y completa sobre esta cuestión es:

Nuffield Council on Bioethics 2002. *The Ethics of Research Related to Healthcare in Developing Countries.* Londres: Nuffield Council on Bioethics. http://nuffieldbioethics.org/project/research-developing-countries/

Incluye un documento de seguimiento que examina estas cuestiones en relación con directrices actualizadas:

Nuffield Council on Bioethics 2005. *The Ethics of Research Related to Healthcare in Developing Countries: A Follow Up Paper.* Londres: Nuffield Council on Bioethics. http://nuffieldbioethics.org/project/research-developing-countries-follow

Capítulo 10: Una ojeada al futuro

Nuestra ojeada al futuro sostiene que los especialistas en ética están dedicando un esfuerzo considerable a explorar las cuestiones éticas relacionadas con los avances científicos y tecnológicos en medicina, los que están en desarrollo o los que tienen potencial para su aplicación clínica en un futuro.

Los métodos basados en avances genéticos o farmacológicos podrían utilizarse no solo para prevenir enfermedades o discapacidades, sino también para mejorar al ser humano, por ejemplo, potenciando la inteligencia o incrementando la capacidad de una persona para actuar de forma ética. La mayoría de nosotros cree que es adecuado mejorar las capacidades intelectuales de los niños mediante una educación de calidad. ¿Sería correcto mejorar la inteligencia de los niños con terapia génica? Para conocer los argumentos generales en favor de las distintas tecnologías de mejora, consulte:

N. Agar 2004. *Liberal Eugenics: In Defence of Human Enhancement.* Oxford: Blackwell.

J. Harris 2007. *Enhancing Evolution: The Ethical Case for Making Better People.* Princeton, NJ: Princeton University Press.

N. Bostrom y T. Ord 2006. «The reversal test: eliminating status quo bias in applied ethics». *Ethics,* 116(4): 656-79.

A. Buchanan 2008. «Enhancement and the ethics of development». *Kennedy Institute of Ethics Journal,* 18(1): 1-34.

A. Buchanan 2011. *Beyond Humanity? The Ethics of Biomedical Enhancement.* Oxford: Oxford University Press.

Como respuesta a algunos de los argumentos desarrollados en las obras y artículos anteriores consúltese:

R. Sparrow 2011. «A not-so-new eugenics». *The Hastings Center Report,* 41(1): 32-42.

M. Sandel 2004. «The case against perfection: what's wrong with designer children, bionic athletes, and genetic engineering?». *The Atlantic Monthly,* 292(3): 51-62.

Para consultar un resumen exhaustivo del debate que existe en la actualidad, véase:

J. Savulescu y N. Bostrom 2010. *Human Enhancement*. Oxford: Oxford University Press. Versión en castellano: *Mejoramiento humano*. Zaragoza: Teell Editorial, 2017; trad. de Inés Ramia y Alicia Jiménez.

También se ofrece un resumen más breve en la entrada:

T. Douglas 2013. «Biomedical enhancement», en H. LaFollette (ed.), *International Encyclopedia of Ethics*. Oxford: Wiley-Blackwell.

En los últimos diez años se ha descubierto la manera de editar el genoma, y en los últimos dos años ha comenzado a utilizarse de forma generalizada un método específico de edición del genoma, conocido como CRISPR-Cas 9, dentro de la investigación científica. Esta técnica tiene gran diversidad de aplicaciones posibles dentro de la medicina, la agricultura y la industria. La edición del genoma implica la alteración de una secuencia de ADN seleccionada de una célula viva, lo que afecta al funcionamiento de un gen. Para consultar un resumen exhaustivo de las cuestiones éticas relacionadas con las aplicaciones futuras de esta tecnología, véase:

Nuffield Council on Bioethics 2016. *Genome Editing: An Ethical Review*. Londres: Nuffield Council on Bioethics; y
National Academy of Sciences, Engineering and Medicine 2017. *Human Genome Editing: Science, Ethics, and Governance*. Washington, DC: The National Academies Press.

Una argumentación en defensa de la edición genética se encuentra en:

C. Gyngell, T. Douglas y J. Savulescu 2016. «The ethics of germline gene editing». *Journal of Applied Philosophy*. https://doi.org/10.1111/japp.12249

La investigación con células madre tiene el potencial de ofrecer tratamientos novedosos y eficaces, y avanza con mucha rapidez. La realización de esta investigación plantea problemas éticos. Véase, por ejemplo:

K. Devolder 2015. *The Ethics of Embryonic Stem Cell Research*. Oxford: Oxford University Press.

A partir de las células de una persona (por ejemplo, a partir de las células de la mejilla) se podrían crear órganos humanos aislados sin necesidad de formar un ser humano completo. Este método sería muy valioso en el campo del trasplante de órganos. Pronto será posible crear seres humanos a partir de dos progenitores del mismo sexo, o incluso de las células de uno solo. También se podrán crear criaturas nuevas consistentes en una combinación de partes humanas y partes animales. Para consultar un debate sobre los detalles éticos de estas posibilidades, véase:

T. Douglas, C. Harding, H. Bourne y J. Savulescu 2012. «Stem cell research and same-sex reproduction», en M. Quigley, S. Chan y J. Harris (eds.), *Stem Cells: New Frontiers in Science and Ethics*. Londres: World Scientific.

R. Streiffer 2010. «Chimeras, moral status, and public policy: implications of the abortion debate for public policy on human/nonhuman chimera research». *The Journal of Law, Medicine & Ethics*, 38: 238-50.

R. Sparrow 2014. «In vitro eugenics». *Journal of Medical Ethics*, 40: 725-31.

La biología sintética implica la creación de sistemas biológicos artificiales cuyas aplicaciones incluyen el desarrollo de ADN sintético o de un sistema informático biológico. Las inquietudes éticas que suscita todo ello guardan relación con los perjuicios y beneficios que conllevan estas aplicaciones novedosas, y cuestionan la cambiante relación entre los seres humanos, el mundo natural y la ciencia. Se ofrece un amplio análisis de estas implicaciones éticas en:

G.E. Kaebnick y T.H. Murray 2013. *Synthetic Biology and Morality: Artificial Life and the Bounds of Nature.* Cambridge, MA: MIT Press.

Por último, los avances más recientes en capacidad informática e inteligencia artificial tienen numerosas aplicaciones potenciales en el contexto de la asistencia sanitaria. El análisis de grandes conjuntos de datos (*big data*) concentra una cantidad enorme de información sobre experiencias sanitarias y antecedentes personales de los pacientes. ¿Tenemos algún derecho los usuarios de la sanidad sobre estos conjuntos de datos? Y ¿cuál sería el tratamiento adecuado de los mismos dentro de un sistema sanitario? El avance en las técnicas de «aprendizaje profundo» también implica que los profesionales de la medicina puedan delegar en un algoritmo informático la toma de decisiones relacionadas con la salud de un paciente con el fin de mejorar el diagnóstico y la gestión del tratamiento.

Una introducción útil a la ética relacionada con la gestión de datos masivos *(big data)* en la sanidad la ofrece:

B.D. Mittelstadt y L. Floridi (eds.) 2016. *The Ethics of Biomedical Big Data.* Dordrecht: Springer.

Para acceder a un debate ético sobre la aplicación científica y médica más amplia de la inteligencia artificial, véase:

S. Russell, S. Hauert, R. Altman y M. Veloso 2015. «Robotics: ethics of artificial intelligence». *Nature,* 521: 415-18.

Para consultar un análisis ético más específico de los algoritmos empleados dentro de la asistencia sanitaria y otras áreas véase:

B.D. Mittelstadt, P. Allo, M. Taddeo, S. Wachter y L. Floridi 2016. «The ethics of algorithms: mapping the debate». *Big Data and Society,* 3: 1-21.

Índice analítico